면역력이 살아야 내 몸이 산다

BYOKI SHIRAZU NI NARU MEN'EKIRYOKU NO TAKAMEKATA
by Toru Abo
Copyright © 2011 Toru Abo
All rights reserved.
Originally published in Japan by CHUKEI PUBLISHING Co., Ltd., Tokyo.
Korean translation rights arranged with
CHUKEI PUBLISHING Co., Ltd., Japan
through THE SAKAI AGENCY and BC Agency

이 책의 한국어판 저작권은 BC에이전시를 통한 저작권자와의 독점 계약으로
이상미디어에 있습니다. 저작권법에 의해 한국 내에서 보호를 받는
저작물이므로 무단전재와 복제를 금합니다.

면역력이
살아야
내 몸이
산다

아보 토오루 지음 | 박재현 옮김
박용우(리셋클리닉 원장) 감수

이상

2013년 1월 3일 초판 1쇄 인쇄
2013년 1월 10일 초판 1쇄 발행

지은이	아보 토오루
옮긴이	박재현
펴낸이	이상규
편집인	김훈태
펴낸곳	이상미디어
등록번호	209-06-98501
등록일자	2008.09.30
주소	서울시 성북구 하월곡동 196
대표전화	(02) 913-8888
팩스	(02) 913-7711
E-mail	leesangbooks@gmail.com
ISBN	978-89-94478-28-9

머리말

네 가지만 알면 건강해질 수 있다

'나이가 들어서도 건강하게 살고 싶다.' 많은 사람들이 이런 바람을 가지고 있지만, 현실은 그렇지 못하다. 의사가 부족하다는 목소리가 점차 커지고 있는 가운데, 지금 병으로 고통 받는 사람은 의학 기술의 발전에도 불구하고 증가하고 있다.

인류는 언제나 그 시대마다 잘못된 믿음과 편견을 가지고 살아왔는데, 지금 이 시대에 우리가 맹신하고 있는 잘못된 믿음의 체계는 무엇일까? 현대인의 대다수는 '병은 병원에 가서 고치는 것'이라고 굳게 믿고 있다. 그리고 의사들은 '대부분의 병은 그 원인을 명확히 알 수 없기 때문에 대증요법으로 대응할 수밖에 없다'고 생각한다. 그러나 이런 사고방식으로는 병을 근본적으로 고칠 수 없다.

건강과 의학에 대한 잘못된 편견을 깰 수 있는 새로운

관점이 필요하다. 그에 대한 나의 생각은 다음과 같다. '현대인을 괴롭히는 수많은 질병의 원인은 잘못된 생활습관 때문에 발생한다.' 이와 같은 나의 견해를 이해하기 위한 키워드는 자율신경계, 체온, 백혈구, 에너지 생성계다. 이 네 가지는 몸 전체를 통솔하는 시스템으로 우리의 '건강한 생활'과 직결되어 있다. 특히 최근에 에너지 생성계를 통해 암이 발생하는 메커니즘이나 노화와 생식 등 수많은 수수께끼를 명쾌하게 설명할 수 있게 되었다.

  이 책에서는 네 가지 키워드를 중심으로 일반 사람들이 '무엇이 건강한 생활'인지 보다 쉽게 이해할 수 있도록 돕고, 병이 낫지 않는 현상을 극복하기 위한 지침을 제시하고자 한다. 질병의 대다수, 특히 고혈압, 당뇨병, 각종 암은 오랜 세월 동안 방치된 잘못된 습관과 주변 환경 때문에 발병한다는 것을 이해해야 한다. 이런 질병들은 어느 날 갑자기 불행이라는 이름으로 당신을 덮치는 것이 아니다. 질병이 심각한 수준에 이르기까지 자신이 무관심하고 그 상태를 방치했을 뿐이다. 생활 습관을 개선하고 체온을 높이며 몸에 좋은 식사를 하기 위해 스스로 노력하지 않으면 아무리 훌륭한 의사나 병원도 당신의 질병을 낫게 할 수 없다.

건강과 질병에 대한 새로운 이해와 관점이 생기면 100세 건강 시대에 당신도 합류할 수 있다고 확신한다. 이 책은 바로 당신의 건강을 위해 '뇌'에 건강지능을 세팅해줄 것이다.

아보 토오루

차례

1장. 사람은 왜 병에 걸리는가

왜 100살까지 장수하기 힘들까? • 015
생활습관을 보면 병이 보인다 • 019
미니스커트를 자주 입으면 자궁경부암에 걸린다? • 023
면역력이 약해지면 병에 걸린다 • 027
의사의 처방대로 약을 먹는 것이 최선일까? • 029
고혈압이라고 해서 무조건 겁먹지 말자 • 032
혈압에 따라 적정 수면시간이 달라진다 • 035
억지로 혈압을 낮추면 부작용이 생길 수 있다 • 037
엄격한 정상치 설정이 환자를 늘린다 • 041
노인들이 병원에 열심히 다니는 이유 • 043
수치의 불편한 진실 : 무조건 염분 섭취를 줄여야 할까? • 045
콜레스테롤 정상치에 대한 견해 • 048
보건 교사들의 딜레마 • 051
교감신경과 부교감신경에 대한 이해 • 053
활기로 넘치는 사람을 환자로 낙인찍다 • 055
얼굴색과 대변 상태는 건강의 척도다 • 056
통째로 먹기 : 정제된 백미보다 거친 현미가 낫다 • 059

2장. 자율신경계가 건강의 핵심이다

감기는 몸이 보내는 메시지 • 065
자신의 한계를 넘어서기 전에 멈춰야 한다 • 067
인간에게 병은 피할 수 없는 운명일까? • 069
교감신경의 긴장에 주의하라 • 071
체온이 낮아지면 면역력도 떨어진다 • 074
죽음을 부르는 3종 세트 : 고민, 과로, 분노 • 076
약은 몸을 해치는 독(毒)이다 • 079
과식과 게으름의 함정 : 지나친 부교감신경 우위도 문제다 • 080
해법1 : 몸을 단련하여 스트레스를 이겨낼 힘을 키운다 • 082
해법2 : 양질의 곡물을 섭취하면 정서가 안정된다 • 085
해법3 : 낮과 밤이 다른 생활로 균형을 유지하다 • 088
적당하게 먹고 적당한 체중을 유지하자 • 090
적당히 뚱뚱한 것이 몸에 좋은 사람도 있다 • 093

3장. 내 안의 치유력을 믿어라

암은 어떤 사람들이 걸릴까? • 099
병에 걸리면 지나친 영양 섭취를 피하라 • 100
건강을 지키는 삼총사 : 과립구, 림프구, 대식세포 • 102
궤양은 혈류와 과립구의 관계에 의해 일어난다 • 105
몸을 혹사하면 병에 걸린다 • 107
통증, 발열, 설사는 회복반응이다 • 110
붓고 아프면서 회복된다 • 111
암에 걸려도 초조해하지 마라 • 115
알레르기는 약으로 억지로 고칠 수 없다 • 116
진통제가 오히려 병을 악화시킬 수 있다 • 120
현대 의학으로는 병을 고칠 수 없는가? • 122
자궁경부암은 면역력 저하 때문이다 • 125
현대의학이 만들어낸 백신을 맹신하지 마라 • 128
생활 속의 지혜1: 몸을 따뜻하게 해 병을 치유한다 • 131
생활 속의 지혜2: 복근을 단련하고 빨리 걷는다 • 133
생활 속의 지혜3: 자세를 바꿔 냉증을 떨쳐낸다 • 135
삶의 목표를 통해 한계를 뛰어넘다 • 138

4장. 인체 구조를 알면 100세까지 장수한다

생로병사의 비밀은 여기에 있다 • 143
해당계 : 위기를 극복하기 위한 순발력 시스템 • 144
미토콘드리아계 : 무병장수를 위한 지구력 시스템 • 146
미토콘드리아계가 극도로 활성화되면? • 148
노인은 많이 먹지 않아도 지구력이 있다 • 150
여자는 따뜻한 곳에 살아야 장수한다? • 152
암세포는 저체온 · 저산소 상태에서 생긴다 • 156
UV 차단? 자외선을 너무 미워하지 말자 • 159
인간은 방사선을 에너지로 활용한다 • 162
암과 만성질환을 예방하는 3가지 원칙 • 166
수면시간과 질이 건강을 결정한다 • 169
우울증은 과연 나쁘기만 할까? • 172
치유력을 높이기 위해 열을 내자! • 173
암이 생기는 생활을 멀리하자! • 176
해마다 수십만 명이 암으로 죽는 현실에 무덤덤해지다 • 178
밝고 긍정적인 말을 사용하라 • 180
120세를 목표로 한 나의 생활습관 • 182
매일 무엇을 먹으면 좋을까? • 184
매일 원시인 체조를 3세트씩 10회 반복한다 • 185
손톱 지압과 자세 교정 • 187

일러두기
본문에서 *표시가 된 부분은 감수자의 의견이나 부연 설명을 해당 페이지의 윗부분에 서술했습니다.

1장

사람은 왜 병에 걸리는가

우리가 살아가는 이 시대는 의약학의 눈부신 발전에도 불구하고
건강한 생활과는 거리가 멀어졌다. 물질적으로 매우 풍요로운 시대지만 정신적으로는
항상 신경을 곤두세워야 하는 '불안의 시대'에 살고 있기 때문이다.

왜 100살까지 장수하기 힘들까?

많은 노인들이 건강하게 100세까지 장수하는 반면 안타깝게도 50~60대에 세상을 떠나는 사람들도 많다. 죽을 때까지 활기 넘치게 생활하며 천수를 누리는 사람과 인생의 뜻을 채 펼치지도 못하고 목숨을 잃는 사람의 차이는 무엇일까? 평균 수명 100세 시대가 시작된다고 해서 누구나 100세까지 건강하게 살 수 있다고 믿으면 안 된다. '갑자기' 혹은 '불행히도' 너무 이른 나이에 질병으로 목숨을 잃는 사람은 그저 운명으로 받아들여야 할까?

질병의 원인은 대부분 생활습관과 주변 환경에서 찾을 수 있다. 인간은 정신적·육체적으로 각자 다른 능력을 가지고 있는데, 자신의 능력을 넘어선 생활을 장기간 지속하다 보면 그것이 몸에 부담이 되어 병에 걸리고 때로는 목숨까지 잃게 된다.

우리 인간은 약 38억 년에 걸쳐서 진화해온 생명체다. 여전히 진화를 계속하고 있으며 다른 동물보다 뛰어난 사고능력을 계발시키며 만물의 영장으로 살아가고 있다. 우리가 이 능력을 좀 더 현명하게 사용하면 언제나 활력이

> 자율신경은 교감신경과 부교감신경으로 나뉜다. 교감신경은 신체가 위급한 상황에 대처하도록 작용한다. 이와 달리 부교감신경은 에너지를 보존하는 기능을 한다. 집중이나 긴장할 때는 교감신경이 우위를 차지하고 수면이나 휴식시간에는 부교감신경이 우위를 차지한다.

넘쳐 건강하게 생활하고 장수할 수 있다. 그러나 물질적 풍요와 경제적 안정을 좇다보니 현대인들은 자신의 몸을 자율적으로 통제하지 못하고 몸에 무리가 되는 생활을 어쩔 수 없이 하게 된다.

자주 걸리는 질병의 원인은 시대에 따라서 각각 다르다. 50년 전이나 100년 전에 신체에 부담을 주었던 질병의 원인과 요즘의 질병 원인은 엄연히 다르다. 예컨대 50~60년 전에 우리의 생활을 위협하는 요인은 추위와 굶주림, 육체적 중노동이었다. 그러나 현재 굶주림이나 혹독한 추위로 고통 받는 사람은 거의 없다. 게다가 많은 노동을 기계가 대신하게 되어 육체적 중노동도 줄어들었다. 편안한 삶을 영위할 수 있게 되었지만, 다른 측면에서 몸을 해치는 원인이 발생하고 있다.

암과 같은 만성 질병 중 약 80퍼센트는 지나치게 힘든 생활로 인해 발생한다. '힘든 것으로 치자면 옛날이 더 했다'고 말하는 사람도 있을 것이다. 여기서 말하는 '힘든' 생활이란, 교감신경과 부교감신경이라는 두 개의 자율신경 중에서 교감신경만이 만성적으로 활발한 상태를 가리킨다. 낮에는 직장에서 강한 스트레스나 긴장에 노출되고, 밤에는 늦은 시간까지 텔레비전이나 컴퓨터 앞에 앉아 있는 경우가 많다. 게다가 잠자리에 누워도 이런저런 걱정거리가 꼬리에 꼬리를 물고 떠올라 한시도 긴장하지 않는 생활에서 벗어날 수 없다면? 교감신경이 지나치게 우위에 있게 되고 결국 몸의 균형이 무너지면서 위험 증상이 몸 곳곳에서 나타난다.

무한경쟁을 강요하는 글로벌 시대에 뒤처지지 않기 위해 현대인들의 노동시간은 점차 길어지고, 업무 강도 또한 매우 높다. 이런 생활이 우리의 건강을 갉아먹고 있다. 물론 우리는 그런 힘든 생활을 견딜 지구력과 인내심을 충분히 갖추고 있다. 하지만 그 능력이 제아무리 크다고 해도 매일 밤늦은 시간까지 일하고 주말에도 쉬지 못하는 생활이 계속되면 우리 몸은 그런 생활을 견디지 못하고 망가질 수밖에 없다.

우리 몸을 힘들 게 하는 것은 '일' 그 자체에 그치지 않는다. 직장이나 학교의 인간관계 속에서 일어나는 갈등이나 극심한 스트레스에 노출되는 것도 문제다. 게다가 직장과 학교에서 받은 정신적 피로를 가족의 테두리에서 이완시켜줘야 하는데, 핵가족화로 인해 정서적으로 교류할 가족 구성원도 마땅히 없다면 정신적인 부담과 고민은 만성화가 되어버린다.

그런 이유로 우리가 살아가는 이 시대는 의약학의 눈부신 발전에도 불구하고 건강한 생활과는 거리가 멀어졌다. 또한 근대 이전에는 신분이 세습되는 경향이 있어서 태어나면서부터 어느 정도는 직업이 정해져 있어 진로나 직업에 대한 고민이 적었다. 장사꾼의 아이는 장사꾼이 되었고, 농사꾼의 아이는 농부로 일하면 되었기에 입사시험 때문에 정신적인 스트레스는 받지 않아도 되었다. 그러나 이제는 일자리를 얻기 위해서 많은 사람들이 치열한 경쟁을 뚫고 대학에 진학하고 스펙을 쌓고 구직활동을 벌여 높은 경쟁률의 입사시험을 통과해야 한다. 직장을 얻었다 하더라도 승진 심사, 퇴직 위기 등에 둘러싸여 있어 정신적으로 피로도가 높을 수밖에 없다.

물질적으로는 매우 풍요로운 시대이지만 정신적으로는 항상 신경을 곤두세워야 하는 '불안의 시대'임이 분명하다. 장시간 노동으로 인해 피로가 누적되면서 우리의 몸은 한계에 부딪혀 균형이 깨지고 정신적으로도 불안정하고 우울한 상태에 빠지기 쉽다. 겉으로는 성실해 보이는 교사나 자궁경부암은 인유두종바이러스(HPV)의 감염을 통해서 발생하기 때문에 감염의 원인을 미리 차단한다든지, 예방백신을 통해서 예방할 수 있다. 인유두종바이러스(HPV)는 우리나라 성인 여성 3명 가운데 1명이 감염된 것으로 조사됐다.

중앙부처의 공무원 중에도 우울증이나 정서적 불안에 시달리고 있는 사람이 많다.

생활습관을 보면 병이 보인다

스트레스라는 말이 없던 옛날, 사람들은 힘든 일을 겪을 때 사마귀나 티눈이 생겼다. 사마귀나 티눈이 생기는 원인은 요즘 언론매체에 자주 등장하는 젊은 여성의 자궁경부암의 원인이기도 한 인유두종 바이러스(HPV, human papiloma virus)다. 이 바이러스가 피부를 자극하면 사마귀나 티눈이 되고, 위나 대장의 점막을 자극하면 폴립(주로 위나 장, 자궁의 점막에 발생하는 버섯모양의 혹으로 염증성과 종양성으로 크게 나뉜다. 용종이라고도 함)이나 궤양이 되지만, 면역력이 현저히 떨어지면 자궁경부암이 되고 근육에서 일어나면 자궁근종이 될 수 있다.

지금은 사마귀가 난 사람을 거의 찾아볼 수 없지만, 간혹 사마귀나 티눈이 생긴 사람들을 보면 역시 면역력이 떨어져 있는 경우가 많다. 옛날에는 지금 같은 난방설비가 갖춰져 있지 않아 방 안이 따뜻했을 리 없다. 게다가 옛날 가옥은 틈새가 많아 특히 북쪽 지방에서는 차가운 칼바람이 집 안으로 스며들어와 화로나 난로가 있더라도 온몸을 따뜻하게 하는 데는 어려움이 있었을 것이고 당연히 피부에 쉽게 사마귀가 생겼다.

이렇듯 시대와 환경이 변하면 발생하는 질병도 달라진다. 옛날에는 압도적으로 뇌졸중과 위암이 많았지만, 오늘날 위암은 현저히 줄었다(보건복지부의 2011년 발표에 따르면 우리나라의 경우, 갑상선암을 제외한 암 중에서 위암의 발병률이 15.4%로 제일 높다. 분당서울대병원의 연구에 따르면 위암의 원인은 가족력, 헬리코박터 파일로리균, 흡연, 매운 음식 순으로 나타났다).

위암은 탄 음식, 매운 음식, 염분을 과다하게 섭취한 것이 큰 원인으로 작용한다. 밥솥에 눌러 붙은 누룽지에는 탄 성분이 많다. 비록 타기는 했어도 먹지 않고 그냥 버리기에는 아깝다. 예전에는 옅은 갈색으로 탄 것이 아니라 그야말로 숯처럼 까맣게 탄 것도 버리기 아까워 모조리 먹었다. 그것이 위에 부담을 주었다. 전기밥솥이 등장한 이래 더 이상 밥을 태우지 않게 되었기에 위암이 감소했다고 추측할

...
백혈구 가운데 특수한 과립을 지닌 것으로 백혈구의 60%를 차지하며 호중구, 호산구, 호염기구로 나뉜다. 호중구는 생체의 방위를 맡고 세균, 이물 등이 침입했을 때에 이를 포착하고 효소작용에 의해 이물을 용해한다. 호산구는 알레르기에 관여하고 있다.

수 있다.

 탄 음식은 딱딱하여 소화가 잘되지 않는다. 게다가 예전에는 보온기능이 없어 찬밥을 먹는 일도 많아서 위에 더욱 부담을 주었다. 가난했던 시절이나 인정받지 못했던 시절을 두고 '찬밥 취급당했다'고 말하듯 찬밥을 먹고 위에 병이 생긴 사람이 많았다. 그래서 한겨울에는 꽁꽁 언 밥을 따뜻하게 데워 먹곤 했다. 이렇듯 차갑게 식은 밥은 위가 소화시키기에 부담스럽고 당연히 위 기능 저하로 이어지기 쉽다.

 옛날 아이들, 특히 추운 지방의 아이들은 학교에 가지고 간 꽁꽁 언 도시락을 난로에 얹어 따뜻하게 데워 먹었다. 그래서 옛날에는 추위로 인한 뇌졸중과 타거나 차가운 음식으로 인한 위암 발병률이 높았고, 아이들은 면역력이 떨어져 사마귀나 생기거나 교감신경 긴장에 의한 <u>과립구</u> 증가로 누런 콧물을 흘렸다.

 요즘에는 아토피성 피부염, 기관지 천식과 같은 부교감신경 우위로 림프구(매우 작은 바이러스나 이물질과 싸우는 백혈구)가 지나치게 많아져 발생하는 알레르기 질환이 증가했다. 또한 물질적으로 풍요로운 삶 속에서 스트레스를 받고

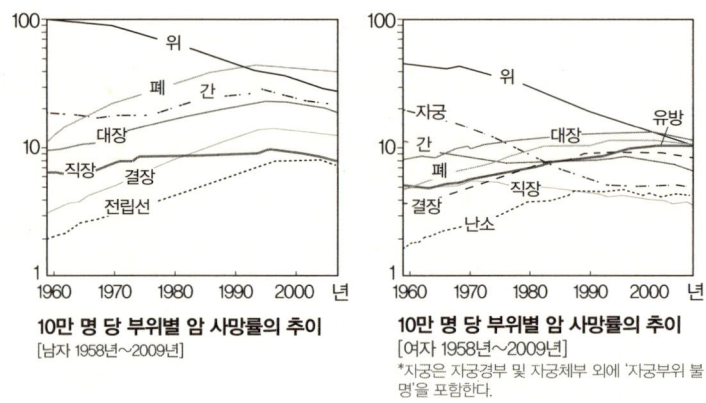

10만 명 당 부위별 암 사망률의 추이
[남자 1958년~2009년]

10만 명 당 부위별 암 사망률의 추이
[여자 1958년~2009년]
*자궁은 자궁경부 및 자궁체부 외에 '자궁부위 불명'을 포함한다.

출처 : 일본 국립암연구센터

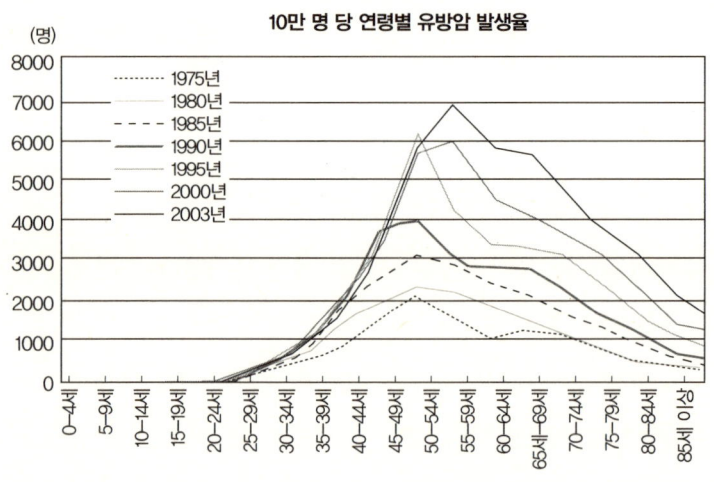

출처: 일본적십자사 센다이 적십자병원

발생하는 질병도 있다. 궤양성 대장염, 크론병(입에서 항문까지 소화관 전체에 걸쳐 어느 부위에서든지 발생할 수 있는 만성 염증성 장질환), 류머티즘이 그것인데, 몸에 나타나는 질병이 옛날과는 많이 달라졌다.

미니스커트를 자주 입으면 자궁경부암에 걸린다?

요즘 자궁경부암에 대한 보도가 부쩍 늘었는데, 젊은 여성에게 자궁경부암이 흔히 나타나는 이유는 고교시절부터 미니스커트를 입은 탓으로 몸이 지나치게 차가워져 면역력이 떨어져 있기 때문이다. 하룻밤만 추위에 떨어도 감기에 걸리기 쉬운데, 이것도 면역력 저하에서 원인을 찾을 수 있다.

또 우리 주위에는 늘 수많은 바이러스가 존재하는데, 인플루엔자처럼 유행하는 바이러스가 있는가 하면 몸 안에 숨어서 상주하는 바이러스도 있다. 자궁경부암의 원인인 인유두종 바이러스는 대부분의 여성을 감염시켜 체내에 잠복해 있다. 이런 증상을 예방하기 위해서 백신 접종을 권하고 있지만, 백신은 약독성(弱毒性, 독성이나 병원체의 성질이 약함)이다. 또한 항원의 일부밖에 사용하지 않아 근본적으로 면역력을 높이지 못한다. 세 번의 백신 투여로 효과가 지속되는 것은 고작 1~2년이다.

진짜 바이러스에 감염되어도 따뜻한 옷차림을 하는 등 확실하게 원인을 차단하여 면역력을 키우면 평생 면역 상태가 유지되기 때문에, 바이러스가 침입해도 증상이 나타나지 않는다. 백신 주사 없이도 무료로 평생 효과를 볼 수 있는 것이 자연적인 면역력의 힘이다.

예방접종 1회에 10~20만 원 정도(총 3번을 맞아야 하며 의료보험 혜택을 받지 못하고 있음) 하는 인유두종 바이러스 백신을 세 번 맞은 효과가 고작 1~2년이며 인플루엔자 백신은 효과가 반 년도 채 가지 않는다. 그래서 나는 '백신은 지갑을 공격하는 병'이라 부른다. 현대사회에서 질병이란 바로 '의료비 지출'을 의미기 때문이다.

그렇다면 왜 이런 병에 걸리는 것일까? 병이 발생하는 과정을 살펴볼 때 가장 먼저 생각해야 할 것은 자율신경의 기능이다. 현대 의학은 자율신경의 기능에 대해 그다지 관심을 기울이지 않고 있다. 하지만 자율신경을 무시했다가는 병이 생기는 과정을 영원히 이해할 수 없다.

현대 의학은 유전자 연구나 분자 연구 등 다방면에서 연구가 진행되고 수많은 논문이 쏟아져 나오고 있지만, 그에 비하여 새롭게 난치병을 고쳤다는 희소식은 들리지 않는다. 세밀한 분석이나 연구만으로 질병에 대한 수수께끼를 풀 수는 없다. 오히려 지금으로부터 200년 전에 연구되어 의문이 거의 풀린 자율신경의 기능을 다시 살펴보면 왜 장시간 노동이 위험한지, 마음의 고민과 분노, 스트레스가 어떻게 질병을 일으키는지를 이해할 수 있다.

자율신경에는 활동을 유지하는 에너지 소비에 관계하는 교감신경과 휴식이나 섭취한 음식을 소화·흡수하여 에너지를 공급하거나 몸 상태를 조정하는 부교감신경이 있다. 이 두 가지 자율신경 덕분에 우리는 살아갈 수 있다.

교감신경이 작용하여 맥박이 뛰고 혈압을 높이거나 혈당을 높여 산소와 영양을 근육으로 보냄으로써 우리는 움직이거나 일을 할 수 있다. 특히 위급하거나 집중해야 할 일이 있으면 교감신경은 활성화된다. 그러나 그 같은 활동

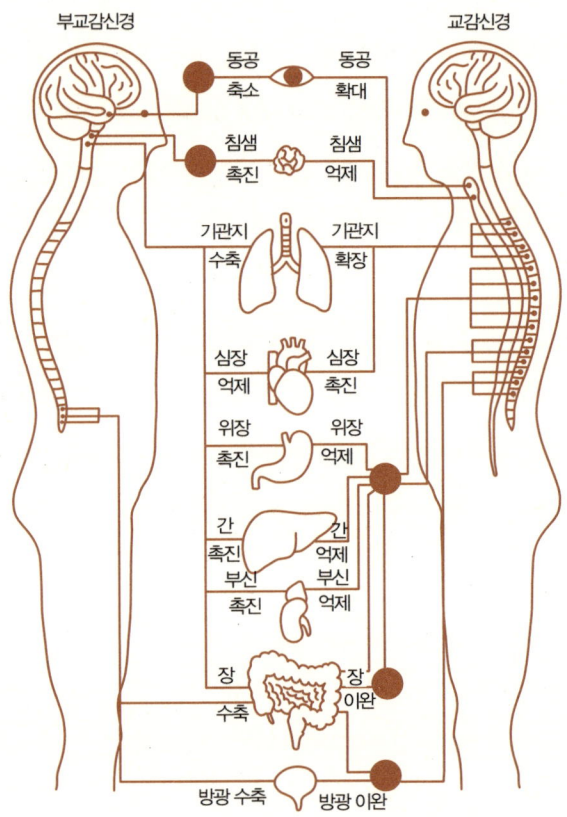

교감신경과 부교감신경

*자율신경은 심장이 박동하고 감각기관을 조절하며 위장과 소장, 대장을 움직이고 호흡기를 통해 숨쉬고, 생식기능을 발휘하는 등의 모든 활동에 영향을 미친다.

만 하면 우리 몸의 에너지는 고갈되고 쉽게 지친다.

낮 동안 바쁜 업무를 처리했다면 저녁부터는 부교감신경이 활성화되기 시작하여 휴식과 수면을 통해 피로를 푼다. 또한 소비된 에너지는 음식 섭취·소화·흡수·배설에 이르는 일련의 소화관 기능에 의하여 재공급된다. 따라서 '교감신경의 긴장상태는 활동을 유지하고 에너지를 소비하는 몸 상태, 부교감신경 우위는 휴식이나 에너지 공급을 지원하고 다음 활동에 대비하는 상태'라 할 수 있다.

교감신경과 부교감신경의 균형이 잘 잡혀 있어 낮 동안에는 활기차게 일하고 밤에는 느긋하게 휴식을 취하는 생활을 보내는 사람이라면 건강하게 일하면서 장수를 누릴 수 있다. 그러나 대부분의 질병은 이런 균형과 순환 상태가 어긋나면서 시작된다고 해도 과언이 아니다.

면역력이 약해지면 병에 걸린다

인간의 몸은 원래 밤에는 부교감신경이 활성화되어 머리

는 멍하고 몸은 나른해지면서 졸음이 몰려온다. 그런데 최근 교감신경이 활성화된 상태로 '밤에도 머리가 맑게 깨어서 도통 잠을 이룰 수 없다'고 말하는 사람들이 늘어나고 있다.

　교감신경과 부교감신경의 균형에는 면역 작용을 하는 백혈구의 구성물질인 '과립구(세균처럼 비교적 큰 이물질을 처치한다)'와 '림프구(바이러스처럼 작은 이물질을 공격한다)'라는 세포가 깊이 연관되어 있다. 교감신경의 긴장상태가 오래도록 이어지면 과립구가 증가하는데, 이것이 너무 많아지면 오히려 자신의 몸이 망가진다. 이때 일어나는 질병이 과민성 대장염, 크론병, 치주농양, 돌발성 난청이며, 때때로 암을 발생시키기도 한다.

　반대로 긴장완화 상태가 오래도록 이어지면 부교감신경이 활성화되어 신체 능력이 저하되거나 무기력, 우울증 같은 질병을 일으킨다. 림프구가 많아지면 이것이 극단적인 상황에서 각종 과민증을 일으킨다. 우울증은 오래 전부터 온힘을 다해 일하거나 과도한 스트레스로 인해 교감신경이 활성화된 상태에서 쉬지 않고 바쁘게 생활해온 탓에 한계에 다다르고 그 반동에 의해 빠지는 경우가 많다.

결국 면역력을 높이고 건강을 유지하기 위해서는 낮에는 열심히 일하고 밤에는 긴장을 말끔히 풀고 느긋하게 쉬는 생활리듬을 유지하며 어느 한쪽으로 치우치지 않도록 하는 것이 매우 중요하다. 그러나 앞에서도 말한 바와 같이 지금 우리 현대인은 독특한 환경에 처해 있다. 투철한 책임감을 갖고 장시간 노동에 시달리면서도 최선을 다해 견디며 갖가지 고민을 끌어안고 살아간다. 그 때문에 온종일 교감신경의 긴장상태가 이어진다.

교감신경의 적당한 긴장은 살아가는 데 활력원이 되지만 24시간 긴장상태가 지속되면 맥박이 빨라지고 혈압이 상승하며 혈당도 높은 상태로 고정된다. 서양 의학에서는 이것을 '원인불명'의 병이라 말한다.

의사의 처방대로 약을 먹는 것이 최선일까?

당신이 신체적인 부조화로 병원을 찾아 검사를 받고 '혈압이 높다'는 결과가 나왔다고 해도 의사는 그 원인을 밝히려 하지 않을 것이다. 원인을 알 수 없는 '본태성 고혈압'이라는 병명을 언급하며 혈압을 낮추는 혈압강압제를 투여하는 대증요법으로 대응하기 때문이다. 대증요법은 말 그대로 증상에 대해서만 실시하는 치료법으로 원인을 밝히고 치료하지 않기에 병을 고칠 수 없다.

당뇨병 환자가 병원에 가도 '당신은 이러저러한 원인으로 당뇨병이 되었다'는 말은 한 마디도 듣지 못한 채 혈당강하제 같은 약을 처방받는다. 이것도 대증요법이기에 당뇨병을 완전히 치료할 수 없다. 병의 근본적인 원인을 찾아서 고치는 '원인요법'이 아니라 두더지잡기 게임처럼 보이는 증상만을 그때그때 처치한다.

또한 교감신경의 긴장상태가 지속되면 혈압, 혈당이 높아지는 것은 물론 맥박도 상승하여 흥분 상태가 되어 밤에도 좀처럼 잠들지 못한다. 따라서 불면증의 원인도 결국 교감신경이 지나치게 긴장한 것을 꼽을 수 있다. 그러나 불면증으로 병원을 찾아도 수면제를 처방하는 대증요법으로 치료하기 때문에 역시 불면증을 근본적으로 고칠 수 없다.

병원에서 처방받은 안정제를 복용하는 사람도 많을 텐데, 병원에서는 불면증을 비롯하여 어떤 원인으로 병이 되었는지 상세하게 밝혀주지 않는다. 원인도 모른 채 겉으로 드러난 증상만을 보고 대중요법에 의해 처방받은 약으로 호전을 기대할 수는 없다. 결국 의사가 처방한 약을 열심히 먹고 있는 사람은 건강이 근본적으로 회복되는 일과는 무관한 조치를 하고 있는 셈이다.

결국 불필요하게 많은 사람들이 병원으로 몰려들면서 의료비를 탕진하고 있는 것은 아닐까? 이 같은 문제는 현대 의료의 맹점으로 늘 지적되곤 한다. 병을 완전히 고치는 것도 아닌데, 수많은 사람이 병원에서 약을 처방받고 있는 역설적인 상황이 반복되고 있다.

그 중에서 가장 많은 것이 노인들의 혈압약과 콜레스테롤 수치를 낮추는 약이다. 일본의 경우 후기고령자(75세 이상의 고령자로 65세~74세까지는 전기고령자라 한다)는 의료비의 10퍼센트만을 자기부담으로 지불하기 때문에 많은 사람들이 병원으로 몰린다. 그도 그럴 것이 혈압이나 콜레스테롤 수치가 높으면 의사를 비롯하여 언론매체까지 '동맥경화가 진행되어 병에 걸리거나 몸져누울 가능성이 높다'고 위협적으로 말하기 때문이다.

게다가 내과 의사들은 '4천만 명이 치료를 받아야 하는 상황이지만 아직 그 절반밖에 치료받지 않았다'고까지 말한다. 그러나 1~2천만 명이나 하는 사람들이 습관적으로 약을 먹는다면 국가 재정은 파탄날 것이 자명하다. 예를 들어 어느 노인이 2~3개월 동안에 10퍼센트의 자기부담으로 의료비 10만 원을 썼다면, 나머지 90만 원의 의료비를 지불하는 것은 일하는 젊은 사람들이다. 연봉 5천 만 원인 사람의 경우에 연간 약 500만 원의 보험료를 부담해야만 한다는 계산이 나온다.

그렇다면 가급적 의사나 약에 의지하지 말고 스스로 건강에 주의를 기울이는 것이 국가를 위해서나 개인의 건강을 위해서나 가장 바람직하지 않을까?

고혈압이라고 해서 무조건 겁먹지 말자

혈압을 재면 위혈압(수축기 혈압)이 100이나 110 정도밖에 되지 않는 사람이 있다. 염분을 억제하는 것도 아니고 어떤 특단의 조치를 취하는 것도 아니다. 그런 사람은 젊은 시절부터 혈압이 낮아 나이를 먹어도 변하지 않았을 뿐이다. 이 것은 타고난 천성으로, 키가 큰 사람이 있고 땅딸막한 사람이 있는 것처럼 평생토록 낮은 혈압으로 살게끔 태어난 사람이다.

저혈압인 사람의 특징 중 하나는 아침에 일어났을 때 좀처럼 엔진이 걸리지 않아 깨어난 즉시 활동할 수 없다는 점이다. 아침잠에서 깨어나는 즉시 활동하기 위한 준비가 되어 있지 않기 때문에 이불을 걷어차고 바로 일어나지 못하고 뭉그적거리거나 멍하니 앉아 있는 동안에 조금씩 혈압이 오르고 겨우 움직일 수 있게 된다.

반대로 언제 혈압을 재든 늘 150인 사람이 있고, 그 중에는 선천적으로 160, 170인 사람도 있다. 그런데 이를 두고 '혈압이 높은 사람은 조절장애가 있어 약을 먹어야 한다'며 '환자'라는 딱지를 붙여도 되는 것일까? 사실 나도 늘 혈압이 170~180인 '고혈압 인간'이다. 높은 혈압이기에 아침잠에서 깨자마자 곧 150에 이르고 가만히 누워 있을 수 없다. 특히 일출시간이 늦은 겨울철에는 '왜 이렇게 어둡지?'라는 말이 자신도 모르는 사이에 불쑥 튀어나올 만큼 매우 이른 시간에 일어난다.

잠에서 깨면 즉시 활동 가능한 혈압이 되어 아침 4시 반부터 와이셔츠를 다림질한다. 그것도 10분이면 끝나버려 부엌과 현관을 걸레로 깨끗이 닦는다. 그래도 시간이 충분하여 쓰레기를 내다버리고 일할 준비를 하는 등 아침부터 분주하게 움직인다. 고혈압인 사람들은 활동하지 않으면 안 되는 것이다.

이와 달리 흔히 전철이나 회의 중에 깜박 조는 사람이 있는데, 그것은 혈압이 낮기 때문이다. 몸이 늘 긴장완화 상태라 조금만 가만히 있으면 졸음이 오고 중요한 시점에는 잠에서 깨는 타입이다. 그러나 나는 전철 안이든 회의 중이든 결코 졸리지 않다. 높은 혈압 탓으로 흥분상태라 여하튼 일을 단숨에 해치우지 않으면 성에 차지 않는다. 혈압이 높은 사람의 생활방식은 그렇다.

따라서 무조건 혈압이 낮은 사람은 좋고, 혈압이 높은 사람은 약을 복용하여 낮춰야 한다고 말하는 것은 잘못이다. 저혈압이든 고혈압이든 각각 살아가는 방식이 있기 때문에 혈압이 높은 사람도 건강하게 살아가기 위한 나름의 생활방식이 존재한다.

혈압이 높고 장수하는 사람의 특징은 일찍 자고 일찍 일어난다는 것이다. 높은 혈압으로 흥분한 상태에서 활발히 활동하기 때문에 빨리 지쳐 일찍 잠자리에 들기 마련인데, 나처럼 밤 8~9시경에 잠자리에 드는 사람도 꽤 있다.

혈압에 따라 적정 수면시간이 달라진다

나의 스승인 구마가이 가쓰오(熊谷勝男)의 스승으로 도호쿠 대학의 학장을 역임한 이시다 나카오(石田名香雄) 선생도 밤 9시 전에 늘 잠자리에 들었다. 8~9시간 동안 수면을 취하지 않으면 피로가 가시지 않아 고혈압인 사람은 그 같은 생활을 하지 않으면 건강을 유지할 수 없다.

이와 정반대의 생활을 했던 사람은 히노하라 시게아키(日野原重明) 선생이다. 100세(2011년)이던 히노하라 선생의 위혈압은 100 밖에 되지 않았고 수면시간도 매우 짧아 5~6시간 정도로 충분했는데, 이 또한 그의 건강비결이다. 히노하라 선생은 회의 중에 자주 졸았지만, 부교감신경 체질로 여러 가지 신경이 예민했기 때문에 중요한 순간에는

…

일반적으로 수축기(심장이 수축할 때) 혈압이 120 mmHg 미만이면서 이완기(심장이 이완할 때) 혈압이 80 mmHg 미만인 경우를 가리킨다. 수축기 혈압이 140mmHg 이상인 경우 고혈압, 이완기 혈압이 90mmHg 이상인 경우 고혈압이라 한다.

깨어 활동한다.

　혈압이 높은 사람은 단숨에 일을 해치우지만 완고한 데가 있어 다른 사람의 의견이나 이야기에 귀 기울이지 않는다. 일이 잘 풀릴 때는 문제될 것이 없지만, 독선적인 사람이 되기 쉽다. 혈압이 낮은 사람은 부교감신경 우위로 신경이 예민하기 때문에 비록 회의시간에 깜빡 졸아도 중요한 순간에는 정신 차리고 언제 졸았는가 싶게 태연히 질문에 대답하는 타입의 사람이다.

　각자의 체질이기 때문에 절대적인 '혈압 정상치'를 설정해서는 안 된다. '혈압이 높아 머리가 무겁고 멍하다'고 말하는 사람은 본래 그리 혈압이 높지 않은데 어떤 고민거리를 안고 혈압이 오른 것이다. 그러나 이와 별개로, 활발한 성격이거나 대범한 사람처럼 유전적으로 물려받은 체질이나 성격에 의해 혈압은 얼마든지 변한다.

　나는 의대생이었을 때 '혈압이 높은 사람도 있고, 낮은 사람도 있다', '혈압은 나이가 들수록 오른다'고 배웠지만 지금 의학계는 그런 사실을 잊고 있는 것 같다. 분명 나 자신을 돌아봐도 20년 전에는 위혈압이 140~150이었는데 7~8년 전부터 170~180이 되었다. 그러나 나는 혈압 강하제를 먹을 생각이 없다. 왜냐하면 그것이 지금 나의 '정상치'이기 때문이다. 평소 혈압이 높지만 어깨도 결리지 않고 요통도 없다.

그러나 저절로 고혈압이 된 것이 아니라 무리한 생활과 스트레스로 건강이 나빠져 혈압이 높아진 경우라면 역시 자신의 생활을 되돌아보고 고쳐야 한다. 혈압에는 유전적 체질이 있어서 무조건 혈압이 낮은 사람은 좋고 높은 사람은 나쁘다고 단언할 수 없다.

억지로 혈압을 낮추면 부작용이 생길 수 있다

혈압을 근거로 한 치료 중에 발치가 있다. 발치는 혈압이 160 이상이면 병원에서 해주지 않는다. '혈압이 높으면 과다출혈의 위험성이 있다'는 이유를 대지만, 그것이 꼭 옳다고만은 할 수 없다. 혈압이 높고 쉽게 흥분하는 사람을 '다혈질'이라 하는데, 금방이라도 출혈이 있을 것 같지만 그런 사람은 혈소판이 많기 때문에 혈액의 응고도 빠르다.

평소 활발한 사람은 산소를 더 많이 필요로 하기 때문에, 교감신경의 지배를 받아 적혈구의 수가 증가한다. 동시에 몸도 지켜야 하기 때문에 백혈구 중 방어세포인 과립구의 수도 증가하고, 상처를 입거나 다칠 위험성에 대비하여 지혈작용이 높은 혈소판도 증가한다. 이것들은 모두 골수에서 만들어진다.

통상 혈압 160에 활동적으로 살아가는 사람은 혈소판도 많아서 지혈작용이 뛰어나다. 그런데도 발치할 때 '혈압이 높으면 지혈이 어려워 사고가 발생할 가능성이 높다. 내과에 가서 혈압약을 받아오라'고 말하며 혈압이 160 아래로 떨어질 때까지 치료를 미룬다. 한창 일하는 사람이 혈압 160 이하라면 그것이 더 이상하지 않을까? 대범한 성격의 사람은 백혈구도 혈소판도 많고 생명력이 강하기 때문에 혈압이 160 이하일 리 만무하다.

충치나 사랑니로 인한 치통은 견딘다고 낫는 것이 아니어서 결국 치과 의사가 지시한 대로 내과에서 약을 받아와 억지로 혈압을 낮춘다. 그러면 무슨 일이 일어날까? 뜻하지 않게 무기력하고 우울한 상태가 되어버린다. 실제로 대학원 여학생이 그랬다. 한창 연구로 바쁠 때는 환경에 맞춰

…
신체의 다른 부분은 정상인데 손이나 발, 허리 등 특정 부위만 추위를 느끼는 증세로 여름에도 나타난다. 발생 원인은 자율신경 실조증으로 인해 혈관운동 신경장애를 가져오고, 차게 느끼는 부위의 모세관이 혈행을 방해하고 그 결과 차게 느낀다. 냉증이라는 표현은 서양의학에서는 사용하지 않는다.

대응하기 때문에 혈압도 올라간다. 그러한 때에 사랑니로 고통 받고 치아를 뽑으려고 했더니 치과 의사가 '내과에 가서 혈압약을 받아오라'고 말했던 것이다. 그래서 약을 먹고 혈압이 내려갈 때까지 기다리고 있자니 기분이 가라앉으며 우울해진 것이다.

내가 현재의 혈압 상태로 병원에 가면 의사는 십중팔구 혈압약을 먹어야 한다는 처방을 내린다. 거듭 말하지만, 혈압의 높고 낮음은 유전적 체질로 결정되고 모든 사람들에게 일괄적으로 적용되는 '정상치'는 존재하지 않는다.

혈압이 낮은 사람도, 높은 사람도 무리하거나 고민거리가 있으면 반응성 고혈압이 된다. 그때는 어깨가 결리거나 머리가 무거운 불쾌한 증상이 동반하지만, 이때 얼굴색이 좋고 발랄하다면 혈류가 유지되고 신진대사가 원활해져 동맥경화는 되지 않는다. 따라서 약을 먹지 않아도 된다.

그러나 혈압이 낮은 사람이 운동부족 상태라면 점차 혈류가 나빠져 냉증이 나타나고 활기를 잃어 얼굴색이 나빠진다. 저체온이 되면 신진대사가 완전히 이루어지지 않기 때문에 동맥경화가 진행된다. 낮은 혈압의 사람이라도 일찍 목숨을 잃기도 한다. 결국 혈압이 낮다고 해서 장수하는

> ...
> 고혈압에 대한 저자의 주장은 개인적 체험에 근거한다. 일반적으로 혈압이 높을수록 동맥경화와 심장병, 뇌졸중의 발병위험이 증가하므로 혈압을 낮게 유지할수록 합병증 발병을 막을 수 있다. 수축기혈압이 120~139mmHg이면 고혈압 전단계, 140mmHg 이상이면 고혈압으로 진단하고 약물치료를 고려한다. 혈압은 120mmHg 이하를 유지하는 것이 좋다. —감수자 주

것은 아니다.

혈압이 높은 사람은 수면시간이 길어 자연히 몸을 지킬 수 있다. 예컨대 자영업자가 자금 사정이 나빠져 고민하거나 지나치게 무리하면 혈관수축이 일어나 저체온이 된다. 혈압이 낮은 사람도 얼굴색이 나빠지고, 혈압이 높은 사람도 무리하면 얼굴색이 나빠진다. 얼굴색이 나빠진다는 것은 혈류가 정체하여 산소와 영양분을 제대로 신체 각 기관의 모세혈관으로 운반할 수 없다는 것이고, 그로 인해 동맥경화나 장기 기능장애가 일어날 가능성이 높다.

고혈압인 사람이 약을 복용하여 강제적으로 140까지 혈압을 낮추면 처음에 나타나는 증상은 휘청거림이다. 이제껏 170이던 사람의 혈압이 140으로 낮아지면 그 차이로 인해 혈류장애가 일어나기 때문이다.*

한창 일할 50대에 약을 먹고 혈압을 낮추는 사람도 적지 않다. 본래 그런 약은 먹지 않아도 좋은데 건강에 대한 지나친 집착과 염려증 때문에 아무래도 약에 의존하게 된 것이다. 그러면 몸이 휘청거려 몸 상태가 나빠지고 일을 제대로 처리할 수 없게 된다.

약으로 높은 혈압을 낮추지 않는다고 해서 무조건 동맥

…
자율신경계는 내분비계와 함께 호흡, 심혈관, 소화, 비뇨기 및 생식기, 체온조절, 동공 조절 등의 기능을 조절하는 역할을 한다. 자율신경계를 구성하고 있는 교감신경계와 부교감신경계의 조절이 제대로 이루어지지 않는 경우를 자율신경 실조증이라고 한다.

경화가 되는 것은 아니다. 사고의 폭을 넓혀 약으로 혈압을 낮춰야만 한다는 생각을 버리자.

엄격한 정상치 설정이 환자를 늘린다

여성의 경우에 '지금까지 저혈압이라 생각했는데 폐경 후 갑자기 혈압이 높아졌다'고 말하는 사람들이 있다. 그러나 그것은 혈류를 유지하기 위한 우리 몸의 자연적 변화이다. 여성의 성기에 혈류를 보내어 매끄러운 피부를 만드는 등 혈류 개선에 작용하는 것이 에스트로겐(estrogen)이라는 여성호르몬이다.

폐경기에 스트레스를 받으면 에스트로겐에 의한 혈류의 증강작용이 제 기능을 하지 못해 저체온을 일으킨다. 그러나 폐경 이후 모든 여성이 저체온으로 변하는 것은 아니다. 폐경 이전에 스트레스를 받고 저체온이 되었던 사람은 갱년기장애로 자율신경 실조증이라는 진단을 받는다.

폐경으로 에스트로겐이 결핍되면 이번에는 부신피질호

'건강한 성인의 정상치'라고 표현했지만 미국의 경우 성인인구의 2/3가 과체중이다. 정상체중을 벗어난 인구가 많기 때문에 인구집단의 분포 자체가 정상을 대변할 수 없다. 정상치(혹은 참고치)는 인구집단의 95%를 포함하는 범위를 의미한다. 아직까지 의학계의 정설은 혈중 콜레스테롤 수치가 높을수록 심혈관질환 발병위험이 증가한다는 것이다. —감수자 주

르몬(adrenal cortical hormone)이 보완하는 방식으로 혈류를 어떻게든 회복하기 때문에 저절로 혈압이 높아져 고혈압이 된다. 혈압을 높여 건강을 회복하려는데, 이때 약으로 억지로 혈압을 낮추면 안 좋은 몸 상태가 계속된다.

콜레스테롤 수치도 마찬가지다. '콜레스테롤은 낮은 게 좋다'는 신문 기사도 있지만 '혈압의 정상치는 140 이하'라고 단정하는 것이 잘못이듯 '콜레스테롤은 무조건 220을 넘어서는 안 된다'고 단정하는 것도 항상 옳지는 않다.

최근 실시된 연구에서 건강한 성인의 혈중 총 콜레스테롤의 정상치는 220± 50mg/dl였다. 분포로 보면 170-270이다. 《해리슨 내과학 원론Harrison's Principles of Internal Medicine》에 나오는 건강한 성인의 정상치는 남성(50~70세)의 경우 160~275mg/dl, 여성(50~70세)의 경우는 150~295 mg/dl이다.*

의과대학을 졸업할 당시에 나의 혈압은 150, 콜레스테롤 수치는 280이었지만, 특별한 이상은 없었다. 결국 최근 30년 동안 의학계가 정상치를 낮춤으로써 환자를 양산해낸 것이다. 고혈압증학회나 고지혈증학회가 질병에 대한 경각심을 불러일으키고 발병률을 줄이기 위해 기준치를 낮춰

엄격히 했는데, 정상치의 설정이 잘못되었기 때문에 오히려 통계상 환자가 증가하고 말았다.

노인들이 병원에 열심히 다니는 이유

병원을 오가는 많은 노인들이 '병원에선 자신을 소중히 대해준다'고 말한다. 94세인 나카무라 씨도 봉사자의 도움을 받아 매월 1~2회라도 병원에 가는데 그때마다 자신이 소중히 여겨지고 있다는 느낌을 받는다고 한다.

그런 그에게 '노인은 가능한 한 약을 먹어선 안 된다'는 나의 의견을 피력하면, 병원에 가지 않으면 사회와의 접점이 사라진다고 반론한다. 결국 병원에 가지 않으면 지금의 노인은 너무 많은 것을 잃게 될까봐 두려워한다. 그것은 바로 사회와 타인으로부터의 단절이다.

특히 지방에 사는 노인들에게 병원에 가는 것은 사회에 자신의 존재를 증명하는 것이라 해도 과언이 아니다. 소속된 곳이 없기에 병원이 사회와의 유일한 접점이자 만남의 장소가 된다. 1940~50년 무렵에 열심히 일하며 살아온 사람들이라 일 외에는 이렇다 할 취미도 없고 노후생활의 보람도 갖지 못해 병원 이외의 곳에서 '살아 있다'는 존재의 증거를 찾지 못하는 경우가 많다.

노인 스스로도 저렴한 의료비는 결국 다음 세대에게 높은 의료비 부담이 된다는 것, 병원 외에 사회와의 접점을 가져야 한다는 문제의식을 가지는 것이 중요하다. 그리고 좀 더 다른 형태로 해결하지 않으면 안 된다.

특히 단카이 세대(團塊世代, 제2차 세계대전 직후인 1946~1949년에 태어난 일본의 베이비붐 세대)가 은퇴한 뒤에 그들이 병원에서 약(실제로는 몸을 망가뜨리는 약)을 계속 처방받으면 의료비는 엄청난 액수로 불어날 것이다.

현재 37조 엔(약 한화 520조 원)에 달하는 의료비는 세수입에 필적할 정도로 방대하다. 세금이 아니라 보험료의 형태로 모으고 있어 많은 사람들이 암담한 현실을 전혀 깨닫지 못하고 있다. 그 의료비가 병원을 찾는 사람들에게 조금이라도 도움이 되면 좋은데, 오히려 병을 키우고 있지는 않은지 의심해봐야 하지 않을까?

…
세계보건기구(WHO)에서 권고하는 소금 섭취량은 하루 5g 미만이다. 현실적으로 권고량을 지키기가 쉽지 않지만 현대인들은 각종 정제가공식품으로 인해 나트륨 섭취량이 지나치게 많아져 건강을 위협받고 있다. 소금은 중독성이 있어서 점점 더 짜게 먹게 만드는 성질이 있다. 의식적으로 음식을 싱겁게 먹는 습관을 들여야 한다. —감수자 주

수치의 불편한 진실 : 무조건 염분 섭취를 줄여야 할까?

최근 몇 년 동안 식단에서 염분을 줄이고자 하는 분위기가 확산되고 있는 것은 육체노동을 하지 않는 사람이 증가했기 때문이다. 육체노동으로 땀을 흘리면 반드시 염분을 보충해야 하지만 대다수의 현대인들은 그럴 필요가 없다.

현재 적당한 1일 염분 섭취량은 8~10그램, 극단적인 사람은 6그램이 좋다고 하지만, 옛날에는 20~30그램이나 섭취했다.* 일본의 아오모리나 아키타 지역에서는 심장 맥박과 혈압을 높이고 몸을 따뜻하게 하는 염분이 추위를 견디기 위한 필수품이었다. 특히, 도호쿠 지방의 된장국을 먹으면 몸이 따뜻해지는 것은 염분 농도가 진하기 때문이다.

육체노동이 줄고 난방설비가 발전한 덕분에 몸이 스스로 만든 열로 충분하여 더 이상 염분을 섭취할 필요가 없게 되었다. 그러나 모든 음식에서 염분을 빼면 저체온이 된다. 최근에는 지나치게 염분 섭취를 꺼리는 탓으로 몸 상태가 나빠진 중장년과 노인들이 많아졌다.

특히 여름에는 장아찌나 된장과 같은 짠 음식을 멀리해서는 안 된다. 짠 음식을 먹으면 갈증이 나서 물을 마시게

땀을 많이 흘리는 여름철에 전해질 보충이 필요할 수는 있지만 과도한 운동으로 땀을 심하게 쏟아낸 상황이 아니라면 일부러 음식을 짜게 먹을 필요는 없다. —감수자 주

되지만, 수분과 염분은 땀의 원료가 되어 땀으로 배출되기 때문에 열중증(熱中症, 비정상적인 고온 환경에서 체온조절이 흐트러져서 일어나는 병. 열사병, 열경련 등)을 극복하기 위해서라도 짠 음식을 어느 정도 먹는 것이 좋다.

땀을 흘려 체온을 조절하기 위해서라도 염분과 수분을 충분히 섭취해야만 한여름의 열중증을 이겨낼 수 있다.* 옛날에는 중노동으로 땀을 흘리는 사람이 많았기 때문에 모두 염분을 충분히 섭취했다. 땀을 흘리며 일한 뒤에 염분과 수분을 섭취하지 않고서는 몸이 견디지 못했기 때문이다. 물론 옛날에는 염분의 과잉 섭취로 인하여 뇌졸중이나 뇌경색의 원인이 되기도 했지만, 진짜 원인은 염분의 과잉 섭취보다는 중노동과 지나친 스트레스라고 보는 편이 옳지 않을까?

짠 음식을 먹고 물을 마셔 땀을 흘리는 것은 교감신경의 흥분으로 인해 자연스럽게 나타나는 현상이다. 따라서 단순히 '염분의 과잉 섭취는 나쁘다, 삼가는 것이 건강에 좋다'고 말할 수 없다. 땀을 흘릴 때는 염분을 충분히 섭취한 뒤 물을 마시고, 우리 몸 스스로가 땀을 배출해야 하는 환경을 만들어야 한다.

또한 같은 소금이라 해도 정제된 나트륨염과 바다에서 채취한 자연의 소금은 효과에서 차이가 있다. 나트륨뿐만 아니라 포타슘과 마그네슘이 포함되어 있는 자연의 소금은 정제소금보다 혈압을 높이는 효과가 상대적으로 덜하다.

염분을 얼마나 섭취하면 좋은가를 판단할 때도 그 기준이 되는 것은 수치가 아니다. 염분을 많이 먹어 입 안에 짠맛이 감돌아 얼얼해지면 '이제 염분은 필요 없다'는 신호로 이해하면 된다. 반대로 '간장을 더 뿌리고 싶다', '짭짤한 반찬이 먹고 싶다'고 느끼는 것은 염분이 부족하다는 신호이기 때문에 자신의 감각이 원하는대로 판단해야 한다.

모든 인간이 똑같은 유전 체질과 유사한 환경에서 살아가는 것이 아니기 때문에 절대적 기준으로서 염분의 정상치라는 것도 본래 존재하지 않는다. 각자의 몸 상태와 주변 여건에 따라 몸이 무엇을 필요로 하는가, 감각이 원하는 것을 알아차리고 적절히 섭취할 수 있다면 질병은 확실히 줄어들 것이다.

…

해당계 : 생물 세포 내에서 글리코겐이나 포도당을 분해하여 젖산이나 초성 포도산을 만들어내는 물질대사 과정을 뜻한다. 근육활동을 위해서는 반드시 이 과정이 수반되어야 한다.

콜레스테롤 정상치에 대한 견해

아무런 노력도 하지 않는데 콜레스테롤 수치가 200 이하인 사람이 있는가 하면 달걀이나 고기를 일절 섭취하지 않는 것은 물론 온갖 노력을 기울여도 250~280인 사람도 있다(나는 330이다). 이것도 역시 유전적 체질의 영향을 배제할 수는 없다. 대개의 경우 정상치를 크게 벗어나면 콜레스테롤 강하제를 처방 받는다.(콜레스테롤이 정상치를 벗어난다고 무조건 약을 처방하는 것은 아니다. 먼저 식이조절과 운동을 권하고 3개월이 지나도 수치가 떨어지지 않을 때 약물치료를 고려한다. 콜레스테롤이 높을수록 심혈관질환 발병 위험이 증가하기 때문이다. - 감수자 주)

앞으로 자세히 설명하겠지만, 우리 몸에서 일어나는 에너지 대사는 세포 내의 해당계와 미토콘드리아계가 맡고 있다. 혈중 콜레스테롤 수치를 낮춘다는 것은 미토콘드리아의 기능을 억제한다는 의미다.

몸을 따뜻하게 유지하고 지속력을 만드는 것은 미토콘드리아다. 젊은 시절에는 해당계가 우위에 있어 분열하며 성장하지만, 나이를 먹으면 대개 미토콘드리아계가 우위를

미토콘드리아계 : 세포 내에서 에너지 대사의 중추적 역할을 하는 소기관 중 하나로 세포의 호흡에 관여한다. 세포 호흡이 활발한 세포일수록 많은 수의 미토콘드리아를 포함하고 있다.

차지한다. 콜레스테롤 강하제는 그 중요한 미토콘드리아계를 억제한다. 미토콘드리아가 많은 곳은 근육인데, 강하제로 인해 운동선수가 횡문근융해증(근육섬유가 파괴되면서 혈류로 흘러들어가 신장에 독소가 쌓이는 병)을 일으켜 휠체어 신세를 지기도 한다.(콜레스테롤 저하제를 복용하다 근육 손상의 부작용이 생기는 경우는 아주 드물다. 일부 학자들은 코엔자임Q10을 함께 복용하면 근육 부작용을 예방할 수 있다고 주장하기도 한다. -감수자 주) 노인은 운동선수처럼 미토콘드리아가 많지 않아서 눈에 뜨는 장애는 나타나지 않지만 조금씩 몸이 망가져 몸져눕고 만다.

남성호르몬, 여성호르몬, 부신피질호르몬은 콜레스테롤로 만들어지기도 하지만 알도스테론(aldosterone)이나 비타민 D에서도 만들어지는 건강의 근원이다. 남자다운 남자, 여자다운 여자는 콜레스테롤에 의해 결정되는데, 약을 통해 그것을 인위적으로 낮추기 때문에 남자다움도 여자다움도 모두 잃는다. 따라서 나는 혈압과 마찬가지로 콜레스테롤도 정상치를 너무 엄격하게 정해놓아서는 안 된다고 말하는 것이다.

나는 혈압 180, 콜레스테롤 330으로 정상치보다 모두 높

> 저자인 본인이 혈압과 콜레스테롤 수치가 높은데 큰 이상이 없다고 해서 그것을 일반적인 현상이라고 말할 수는 없다. 현대인들은 일반적인 고혈압과 고콜레스테롤혈증의 진단 기준을 참고하여 질병을 예방하고 건강을 지켜야 한다. —감수자 주

은 편인데, 사람들이 면역학자인 나의 건강을 걱정하는 것만큼 나 역시 일말의 불안을 안고 있다. 그 불안을 해소하기 위해 발견한 방법은 아이러니컬하게도 그런 수치를 아예 '측정하지 않는' 것이다. 나는 혈압도 콜레스테롤도 일절 측정하지 않는다. 결국 형식적인 건강진단을 받으러 가지 않는 것이다.*

하지만 그렇게까지 굳게 결심하는 사람은 많지 않을 테니, 고혈압이 병인지 아니면 본래 체질인지 분간하는 방법에 대하여 설명하고 싶다.

혈압이 높아 '머리가 무겁다', '어깨가 결린다'고 말하는 사람은 일단 병으로 인식해도 좋다. 장딴지에 쥐가 나거나 자주 딸꾹질이 나는 것도 소위 교감신경의 긴장 증상이므로 체질 탓으로 간주하기보다는 병으로 여겨야 한다.

보건 교사들의 딜레마

원래 활발한 사람의 콜레스테롤 수치는 높아도 상관없지만 무리하게 생활한 탓으로 높아지는 것은 안 된다. 무리해서 생활하면 저체온이 되어 콜레스테롤이 모두 녹지 않는데, 그로 인해 일어나는 질병이 담관결석(간에서 분비된 쓸개즙을 운반하는 담관에 생기는 결석)이나 담낭결석(쓸개즙을 저장하는 주머니에 생기는 결석)이다.

이들 병은 왕성하게 활동하는 사람들에게 쉽게 나타나는데, 최근에는 학교 선생님 사이에서 자주 발병한다. 우리가 흥분할 때에 교감신경이 긴장하는데, 호르몬 중에서 몸을 흥분시키는 것은 갑상선호르몬이다. 그로 인해 매우 성실하고 철두철미한 사람은 갑상선을 과도하게 자극하여 갑상선 질환이나 갑상선암이 되기도 한다.

얼마 전 학교 보건 선생님들의 전국대회에서 강연한 적이 있다. 보건 선생님은 각 학교에 한 명씩 있는데 몸이 안 좋은 학생들이 보건실로 찾아오면 그들을 보살피는 일을 한다. 그런데 보건 선생님의 발병률 역시 매우 높다. 아픈 학생들은 날로 늘어가고, 자신의 무기력함을 탓하며 고민

> …
> 스테로이드 연고는 염증을 가라앉히는 효과가 있지만 근본적인 치료법은 아니다. 스테로이드 연고를 과용하면 피부가 얇아지는 등의 부작용이 생길 수 있다. 그래서 스테로이드제가 함유된 연고나 로션은 전문의약품으로 분류되고 의사의 처방전 없이는 구입할 수 없다. 증상을 악화시키는 요인들을 피하고 스트레스를 줄이는 것이 근본적인 해결책이다. —감수자 주

하는 성실한 사람은 더욱 일에 빠져 병을 얻기 쉽다.

그들은 이구동성으로 '오전 중에 몸이 안 좋은 학생이 많다. 어떻게 하면 좋은가?'라는 질문을 해왔다. 그 질문에 나는 '생활이 한쪽으로 치우쳐 있어서 병이 된다', '밤을 새우고 밖에서 노는 시간이 적은 탓에 몸을 단련하지도 못해 저체온이 되거나 약해져 신체능력이 저하된 것이다', '정신적으로 약해져 패기라고는 없고 나른해한다', '그런 까닭으로 저체온이 되고 몸이 안 좋아져 보건실을 찾는 것'이라 얘기해주었다.

그 말을 듣고 보건 선생님들은 생활지도와 식사지도까지 해달라고 부탁했다. 그래서 내가 '스테로이드 연고는 안 된다, 스테로이드 흡입은 안 된다'고 이야기하면 그들은 이렇게 반론한다. "선생님은 병이 일어나는 근본적인 메커니즘에 대하여 말씀하지만, 현실적으로 스테로이드 치료가 이루어지고 있습니다. 저희는 선생님의 말씀대로 이행하기 어렵습니다."

이것이 바로 나의 고민이다. 스테로이드 치료를 계속하지만 호전되지 않는다.* 오히려 악화되는 사람도 분명 있다. 오로지 스테로이드 치료만이 아닌 '아보 토오루의 이론

도 있다'는 것을 알면 아무것도 모르는 것보다는 낫다. 나는 이렇게 결론 지었다. "모든 사람에게 스테로이드는 잘못된 치료이니 당장 중지하라고 하면 그것은 보건 선생님으로서는 어려운 일입니다. 그러나 그때 고통 받는 사람에게 '이런 접근법도 있다'고 말은 해줄 수 있지 않을까요?"

교감신경과 부교감신경에 대한 이해

어떤 직업이든 어느 정도 큰 규모의 집단이 되면 성실하지 못한 사람이 있기 마련이다. 그래도 역시 성실한 사람의 수가 압도적으로 많다. 그리고 성실한 사람과 더불어 '반드시 이래야만 한다'는 강박관념을 갖고 있는 사람도 엄청난 심리적 부담감을 가지고 살아간다.

예를 들어 학교의 보건 선생님은 발열 증상이 있는 아이로부터 '빨리 약 좀 주세요'라는 요청을 받는다. 하지만 보건 선생님은 본래 의료행위가 금지되어 있다. 감기약 정도라면 문제될 게 없다면 태연히 해열제를 내어주는 사람도 있을 테지만 원칙을 고수하는 사람은 이때도 고민에 빠진다.

또한 미열이라면 2~3일로 충분히 회복되지만, 편도선이 붓고 호흡곤란을 일으키는 아이도 있다. 자주 편도선이 붓는 아이는 단것을 좋아하고 거의 밖에서 놀지 않는다. 그런 아이는 부교감신경 우위로 림프구가 과잉 상태에 있다는 점을 이해하지 못하면 조언할 수 없다.

습진이나 가려움증은 나쁜 것을 몸 밖으로 배출하려는 우리 몸의 자연스러운 반응이기 때문에 그것을 약으로 억누르면 자연적으로 치유할 기회를 잃고 만다. 그 같은 잘못이 아토피에 처방되고 있는 스테로이드 치료다.(스테로이드 연고를 바르는 것 자체가 잘못된 치료라 단정 짓는 것은 조금 무리가 있다. 가급적 사용을 줄여야겠지만 증상이 심할 경우에는 전문의의 처방에 따라 스테로이드 연고를 사용할 수도 있다. -감수자 주)

만성적인 대사 장애로 인하여 당뇨병, 고혈압, 고지혈증, 비만, 동맥경화증 등의 여러 가지 질환이 한꺼번에 일어날 가능성이 높은 상태를 대사증후군이라고 한다. 혈당과 혈압, 콜레스테롤, 복부둘레, 중성지방 수치 등을 통하여 판단한다. 비만이나 운동부족 등 생활습관이 원인으로 지적되고 있다.

활기로 넘치는 사람을 환자로 낙인찍다

콜레스테롤 수치나 혈압치의 기준을 정한 이유는 성인병 예비환자에게 경각심을 불러일으켜 미연에 환자의 숫자를 줄이기 위해서다. 대사증후군 수치 역시 비만인 사람이 아무런 노력도 하지 않고 그대로 생활하면 협심증이나 심근경색, 뇌졸중을 일으킬 가능성이 매우 높아 그것을 방지하기 위해 설정해둔 것이다.

혈압이나 콜레스테롤의 정상치를 엄밀하게 설정한 것은 문제될 게 없지만, 결국 타고난 체질이라는 측면을 고려하지 않은 수치이기 때문에 '병'을 진단받는 사람이 늘고 있다. 무리하게 생활해온 탓으로 혈압이 높아진 사람들을 관리하기 위해 설정한 수치 기준으로 생리적·체질적으로 혈압이 높은 사람의 혈압까지 판단하고 약을 처방하는 것은 오히려 좋지 않다.

각자 타고난 신체 조건과 환경이 다르다면 병을 진단하는 기준을 하나로 강요할 필요는 없다. 무리한 생활로 고혈압이 되고 심장에 부담을 떠안겨 협심증이 되는 사람도 있지만, 체질적으로 수치가 높으면서 건강한 사람도 있다는 점을 염두에 둬야 한다.

현재의 강요된 정상치는 너무 낮게 설정한 탓으로 한창 일할 나이에 있는 사람의 90퍼센트가 건강검진을 받고 '위험한' 상태라고 진단을 받는 괴이한 사태가 벌어지고 있다. 한창 일할 연령대 사람들의 90퍼센트가 건강에 이상이 있다는 것은 분명 정상치의 설정에 문제가 있다는 반증이 아니겠는가? 저혈압으로 인해 패기라고는 찾아볼 수 없고 건강하지 못한 사람이 정상치 범위에 속하고, 오히려 건강한 사람은 주의를 받는 기묘한 상황이 지금 펼쳐지고 있다. 현재 일본의 성인 3,000만 명과 1,000~2,000만 명의 어린이가 고혈압 진단을 받고 있으니 일본 국민의 절반 이상이 고혈압 환자인 셈이다.

얼굴색과 대변 상태는 건강의 척도다

내가 건강의 기준으로 삼는 것은 혈압이나 콜레스테롤 이외에도 얼굴색과 대변의 상태다. 대변에는 몸 상태의 모든 것이 기록되어 있다. 새까맣고 구린 변이 나온다면 매우 힘든 생활로 인해 고통 받고 있을 때이고, 균형 잡힌 식사로 마음이 안정되어 있으면 누렇고 구린내도 없는 바나나 모양의 황금변이 나온다.

말기 암 선고를 받고 '앞으로 1년을 넘기기 힘들다'는 말을 들으면 얼굴색은 더욱 나빠진다. 그러나 진행성 암이라도 얼굴색이 좋고, 정상적이며 구린내도 없는 변을 보면 암의 증식은 멈춰 있는 상태라 할 수 있다. 비록 암에 걸린 사람이라도 몸을 따뜻하게 하고 식사에 주의를 기울이면 좋은 변을 볼 수 있다. 건강의 척도에는 '수치'뿐만 아니라 아니라 '대변의 상태'도 있음을 기억하자.

하루 한 번 거울을 살펴보는 것도 중요하다. 무리하게 생활하고 있을 때는 얼굴색이 나쁘지만, 긴장을 풀고 있을 때는 혈액순환이 원활하고 당연히 얼굴색도 좋다. 그것은 신진대사가 원활히 이루어지고 있다는 증거다.

피로하고 일이 힘들 때는 얼굴색이 나쁘고 여성의 경우에는 어깨 결림 증상이 나타난다. 또한 과립구가 증가하기 때문에 남성도 몸에 뾰루지가 난다. 불쾌한 증상이 없고 발랄하게 지낼 수 있다면 굳이 건강검진을 받을 필요는 없다.

> 무조건 혈액검사의 숫자만을 강조하는 것도 무리한 주장이며 얼굴색과 대변이라는 상태에만 의존한 주관적 판단 또한 함정이 있다. 수치로 표현되는 객관적 지표와 환자의 주관적인 상태를 바탕으로 평가를 내리는 것이 더 합리적인 선택일 것이다.
> —감수자 주

수치라는 것은 인간이 머리로 결정한 것이고, 얼굴색이 좋다, 대변의 상태가 좋다는 것은 자연스러운 생명현상이다. 동양의학에서 말하는 몸에 좋은 것은 과학적으로 뚜렷한 근거를 가지지 않은 탓에 현대의학을 당해낼 재간이 없다. 그러나 의료에 효과가 있다는 과학적인 증거는 없지만 '이 식물은 이 증상을 완화시킨다', '버섯을 먹으면 대변의 상태가 좋아진다'고 하는 지식은 수천 년에 걸쳐 쌓아온 인류의 지혜이다.*

그 과정에서 독성이 있는 것을 먹고 죽은 사람도 있었을 것이다. 그렇게 우리 인류는 수많은 희생을 치르면서 축적해온 결과로 현재의 문명을 이룩한 것이다. 그런데 현대 의료에서 사용하는 약은 비록 증상이 가벼워지거나 암이 일시적으로 작아진다고 해도 그것은 어디까지나 인간이 인위적으로 만들어낸 기술이라는 한계를 뛰어넘지 못한다.

통째로 먹기 : 정제된 백미보다 거친 현미가 낫다

어떤 음식이 어떤 효과를 가진다는 지식은 수많은 요인이 얽혀 있고 한두 세대로는 해명할 수 없는, 인류의 오랜 역사 속에서 터득된 것이다. 예컨대 현미가 몸에 좋은 건강식으로 주목받고 있는데, 원래 일본인이 백미를 먹기 시작한 것은 에도시대로 접어든지 얼마 되지 않아서다. 백미를 주로 먹기 시작하면서 각기병이 나타났다. 각기병은 신경과 근육이 손상되어 저리거나 무감각, 통증과 같은 신경병증, 호흡곤란이 나타나고 몸이 나른해지는 병이다.

에도시대 초기의 초대 장군 도쿠가와 이에야스, 2대 장군 도쿠가와 히데타다는 각기병에 걸리지 않았다. 그들은 76세까지 장수했는데, 그것은 단백질이나 미네랄, 식이섬유 등 영양소가 풍부한 현미를 먹었기 때문이다.

그러나 전쟁이 사라지고 생활이 안정을 찾자 부드러워 먹기도 쉽고 맛있는 백미를 섭취하기 시작하면서 3대 장군 도쿠가와 이에미츠부터 각기병이 나타났다. 곡류든 과일이든 정제하면 생명체의 일부만 섭취하게 된다. 현미를 정제한 백미는 가장 영양분이 많은 껍질이나 배아를 잃게 된다는 것을 그 당시에는 몰랐던 것이다.

　에도시대에 각기병은 장군이나 부유층에만 한정된 계급병이었다. 보통 서민들은 특별한 날에만 백미를 먹었기 때문에 좀처럼 각기병에 걸리지 않았다. 그러나 에도 후기에는 백미가 사회 전반에 확대되면서 비타민 B군 결핍으로 인해 각기병은 전 국민적 질병이 되어버렸다.

　쇼와시대에 들어오면서 겨우 현미가 주목받기 시작했다. 3대 장군 도쿠가와 이에미츠(48세) 외에도 13대 도쿠가와 이에사다(35세), '아쓰히메'로 알려진 황녀 가즈노미야와 결혼한 14대 도쿠가와 이에모치(21세)도 각기병이 원인으로 젊은 나이에 목숨을 잃었다.

　현대에는 비타민 B가 다량 함유된 돼지고기나 닭고기, 붉은살 생선을 반찬으로 섭취하여 충분히 영양보충을 하기 때문에 백미를 먹어도 문제될 것은 없다. 하지만 반찬이 부실하다면 영양 밸런스를 고려하여 현미를 먹는 것이 좋고, 여기에 깨나 생선을 섭취하면 충분히 각기병을 예방할 수 있다.

　'거친 음식이 몸에 좋다'는 것을 증명하는 사례는 얼마든지 있다. 일본 호쿠리쿠의 해안지대에 5킬로미터의 거리 혈액 속의 요산(음식을 통해 섭취된 푸린(purine)이라는 물질을 인체가 대사하고 남은 산물)의 농도가 높아지면서 요산염(요산이 혈액, 체액, 관절액 내에서는 요산염의 형태 존재함) 결정이 관절의 연골이나 힘줄 조직에 침착되어 염증을 유발하는 질병이다.

를 두고 두 마을이 있다. 두 마을 모두 바다에 접해 있어 어업을 생업으로 삼았다. 그런데 A 마을의 남성은 50대에 통풍에 걸리는 경우가 많았고, B 마을의 남성은 70~80세가 되어도 모두 건강했다.

위생학자인 도호쿠 대학의 곤도 쇼지(近藤正二) 명예교수가 퇴임한 뒤에 이런 차이가 어디에서 비롯된 것인지 조사하기 위해 두 마을로 향했다. 남성이 통풍에 많이 걸린 A 마을은 봉건적이라 가장을 지극히 존중하고 있었다. 그래서 생선의 내장이나 생선뼈는 일절 가장에게 주지 않고 생선의 가장 좋은 부분만을 회로 주었다.

그런데 B 마을에서는 가장 좋은 생선은 전부 내다 팔았다. 그리고 상품성이 없는 작은 물고기나 내장이 식탁에 올랐고 그것을 가족 모두가 먹었다. 주식이나 채소의 섭취에서는 두 마을 모두 별 다른 차이가 없었기 때문에 생선의 어떤 부위를 섭취하는가가 건강을 결정짓는 관건이었던 것이다.

아무래도 남성은 다소 거칠게 먹는 편이 좋다는 추론이 가능하다. 현재 우리는 반찬 가짓수만 많은 편인데, 건강을 지키기 위해서는 식재료의 일부만이 아니라 통째로 '거칠게' 섭취하는 것이 좋다.

정제된 백미가 아니라 현미, 머리부터 꼬리까지 통째로 먹는 생선, 무라면 무청까지, 사과라면 껍질째 섭취하는 것이다. 참치회, 도미회만 먹는 것이 아니라 제철에 잡은 꽁치를 내장째 먹어 마지막에는 뼈만 남기는 식생활이 몸에는 좋다(잔가시가 많거나 뼈가 부드러운 생선은 가능하다면 뼈도 먹는 것이 좋다).

성인들 중에 영양실조나 각기병을 앓고 있는 사람이 많은데 그것은 편의점에서 판매하는 삼각김밥 같은 것으로 간단히 끼니를 때우는 경우가 많기 때문이다. 조리하는 것도 번거로워 편의점에서 파는 인스턴트 식품으로 간단히 끼니를 때우는 것이다. 오랫동안 백미로 만든 밥에 소량의 반찬을 섭취하면 당연히 영양실조가 된다. 따라서 멸치조림 같은 반찬을 평소에 자주 섭취하면 건강을 지킬 수 있다.

2장

자율신경계가 건강의 핵심이다

우리가 살아가는 이 시대는 의약학의 눈부신 발전에도 불구하고
건강한 생활과는 거리가 멀어졌다. 물질적으로 매우 풍요로운 시대지만 정신적으로는
항상 신경을 곤두세워야 하는 '불안의 시대'에 살고 있기 때문이다.

감기는 몸이 보내는 메시지

표면적으로 나타난 증상을 억누르기만 해서는 결코 병을 고칠 수 없다. 이 좋은 사례가 바로 감기로 발생하는 열이다. 발열한다는 것은 몸 안에서 증식한 바이러스를 비롯한 병원균을 백혈구가 싸워 무찌르는 과정에서 일어나는 증상으로 발열 자체가 병은 아니다. 오히려 약으로 열을 내리면 병원균과 싸울 수 없게 된다.

또한 만성적인 흥분으로 교감신경이 긴장상태가 되면 혈관이 수축하는데, 그것을 고치기 위하여 혈관을 넓혀 혈류를 회복시킬 때 나타나는 증상이 두통이다. 따라서 두통은 강하게 긴장할 때가 아니라 느긋하게 풀렸을 때 나타난다.

특히 혈관이 수축한 상태로 있을 때는 몸이 염증을 일으키는 프로스타글란딘(prostaglandin, 몸의 기능을 제어하는 호르몬물질·생리활성물질)이라는 물질을 만들어 혈관을 확장하고 혈류를 개선하려고 한다. 두통약은 이 프로스타글란딘의 작용을 억제하기 때문에 혈관이 확장하는 것을 방해한다.

쉽게 설명하면, 두통은 '무의식중에 지나치게 긴장하고

있다, 너무 무리한 생활을 하고 있다, 지나칠 정도로 부지런히 살고 있다'는 점을 알리기 위해 몸이 보내는 신호이다. 즉 정상적인 몸의 상태로 되돌아가기 위한 회복반응이다. 그 반응(증상)을 약으로 억제하면 어떤 일이 벌어질까? 우리 몸의 자연치유력 시스템에 이상이 생기고 건강과는 점점 멀어질 수 있다.

물론 참기 어려울 정도로 고통스러운 증상을 완화하거나 다쳐서 긴장했을 때는, 약으로 증상을 억제해야 한다. 그러나 만성적인 질환에 대해서는 증상을 무조건 질병으로 단정해서는 안 된다. 증상은 '그 증상을 일으킨 상황이나 환경을 바꿔 달라'고 몸이 보내는 메시지이다.

'약을 끊지 않으면 몸은 좋아지지 않는다'는 말에는 '약이 증상을 억제할지는 몰라도 몸에는 바람직하지 않은 독(毒)이다', '경우에 따라서는 몸의 자율적인 회복과정을 방해하기도 한다'는 의미도 담겨 있다. 증상만을 개선시키기 위한 약은 우리의 귀를 막아 근본적인 무언가를 바꿔야 한다고 말하는 몸이 보내는 메시지를 듣지 못하도록 한다.

결국 증상 자체는 대증요법의 약으로 잠시 억제할 수 있지만, 병의 근본적인 뿌리를 뽑아 없애지는 못한다. 잘못된 생활습관에서 오는 자율신경의 긴장을 고려하지 않으면 '병이 어떻게 생기는지 이해하고 고치는 근본적 치료'에 결코 도달할 수 없다.

자신의 한계를 넘어서기 전에 멈춰야 한다

인간은 왜 병에 걸리는 것일까? 병이 어떻게 생기는지에 대해 곰곰이 생각해보는 것은 건강한 생활을 위해 매우 중요하다. 예컨대 교감신경의 긴장은 맥박을 증가시키고 혈압을 높이기 때문에 일이 바쁘고 중대한 책임이 주어진 상황에서는 혈류가 증가하여 혈액순환도 원활해진다. 하지만 그것이 지나치면 문제가 된다.

긴장상태가 지나치면 혈관이 점차 강하게 수축하면서 결국에는 얼굴색이 나빠지고 손발에 냉증이 나타나는 혈류장애, 저체온을 초래한다. 활기차게 살아가는 사람들은 간혹 자신의 한계를 넘어 무리하는 경우가 있는데, 그때 바로 위험신호가 나타나고 병이 찾아온다.

한도를 넘게 되면 가장 먼저 혈류장애를 일으켜 심장이나 혈관에 큰 부담을 주기 때문에 심장·혈관 계통에 이상이 생긴다. 현재 한창 일하는 연령대에서 협심증이나 부정맥이 나타나는 사람이 많은데, 그것도 교감신경이 지나치게 긴장하는 생활이 원인이다. 그대로 계속 무리하게 생활하면 치명적인 심근경색이나 지주막하출혈, 뇌졸중을 일으키고 만다.

한창 일하는 시기의 사람이 뇌졸중으로 반신불수가 되어 '그 누구보다도 건강하고 열심히 일하던 사람이 어떻게……' 하는 안타까운 상황에 놓이는 것은 모두 그가 자신의 한계를 넘어 무리하게 생활했기 때문이다.

따라서 자신의 몸을 지키기 위해서는 '무리한 생활방식이나 마음의 고뇌가 병을 만든다'는 점을 분명히 이해하고, 자신의 한계를 넘지 않도록 주의해야 한다. '한계를 넘었을 때 위험에 노출된다'는 지혜를 터득하면 어떻게 생활해야 하는지는 자연스럽게 알게 된다. 결국 어느 정도에서 무리한 생활방식을 멈춰야 할지 깨닫게 된다.

적정한 선에서 멈춰야 하는 단계, 즉 큰 병이 발병하기 전 단계에서는 특이한 증상이 나타난다. 앞에서 말한 것처럼 얼굴색이 나빠지거나 체중이 급격히 줄어드는 증상이 바로 질병의 전조다. 예를 들어 '최근 남편의 귀가 시간이 늦어지고, 아침에 봐도 안색이 나쁘고 야윈 것 같다'면 이미 위험 영역에 들어선 것이라 생각하고 남편이 더 이상 무리하지 않도록 보살펴야 하고 혹시 그 누구에게도 털어놓지 못하는 마음의 고민이 있는지 대화해야 한다.

인간에게 병은 피할 수 없는 운명일까?

그렇다면 어떻게 하면 평생 건강하게 살 수 있을까? 120살까지 장수하는 사람들의 남다른 비결은 무엇일까? 다행히도 건강하게 장수하는 사람도 있지만, 40~50대에 암에 걸려 이른 시기에 통풍이나 류머티즘에 걸리는 경우도 많다. 질병이 생기는 원리와 건강을 유지하는 비결을 모르면 병은 단순히 운이 없어서 재수 없게 걸리는 것이라고 생각할 것이다. 그러나 병은 '불행히도' '갑자기' 찾아오는 것이 아니다. 원인 없는 병은 없다.

지금으로부터 약 10여 년 전인 50대 무렵에는 나도 영원히 건강하게 살아가기 위해 어떤 생활방식이 좋은지 알지 못했다. 건강진단을 받고 한시라도 이른 시기에 병을 발견하는 수밖에 없다는 생각 정도만 했을 따름이다.

의학을 연구한다는 나 자신도 그 정도의 인식밖에 가지고 있지 않았으니 참으로 한심한 노릇이다. 그러나 열심히 연구하면서 다다른 나의 결론은 '병에 걸리는 데는 분명한 원인이 있다'는 것이었다. 다만 그 원인을 명확히 밝히기가 쉽지 않을 뿐이다.

우리 인간에게는 매우 많은 능력이 있는데, 능력 밖의 생활을 하면 반드시 파탄을 맞이한다. 인간에게는 인간 나름의 독자적인 장단점이 있고 그 장단점에 따라 생활에 어떤 부담이 가해지기 마련이다. 그렇다면 어떤 생활이 몸을 망치는가?

이 질문의 답으로 가장 먼저 꼽을 수 있는 것은 인간의 특징인 뇌 발달이다. 여러 가지 고민을 끌어안거나 가정 문제, 직장 문제로 어느 정도 어려움을 겪는 경우에는 문제될 것이 없지만, 심각하게 고민한 탓으로 한계를 넘게 되면 건강에 문제가 생긴다. 따라서 인간이 그토록 다양한 병에 걸리는 원인은 고도로 발달한 지능과 기억력을 갖춘 '뇌' 때문에 일어난다고 말할 수 있다.

뇌의 발달 이외에 인간의 큰 특징 중 하나는 중력에 거슬러 두 다리로 서서 걷는다는 것이다. 인류가 다른 동물보다 수면시간이 비교적 긴 것은 중력에서 해방되는 시간이 필요하기 때문이다. 두 다리로 오랫동안 서 있는 것은 매우 고된 일이다. 지하철을 타고 오랫동안 이동할 때 앉아 가면 조금도 힘들지 않지만, 번잡한 출퇴근 시간에 사람들 틈바구니에 끼인 채 서서 가면 매우 힘들다. 따라서 중력을 거스르면서 직립을 한다는 것 자체가 몸에 해롭다고 할 수 있는데, 온종일 서서 일하는 사람이나 밤새워 일하는 사람, 야근이 잦은 사람도 건강을 해치기 쉽다.

교감신경의 긴장에 주의하라

고도로 발달한 두뇌활동으로 인해 인간에게는 숙명적으로 고민과 불안, 근심 같은 정신활동이 뒤따르는데, 이는 교감

> ...
> 교감신경이 흥분하면 혈압과 혈당이 올라간다. 하지만 일반적으로 당뇨병이 아닌 이상 혈당이 140 이상 올라가지 않는다. 만약 혈당이 200을 넘었다면 교감신경 긴장 때문이 아니라 인슐린의 기능이 떨어졌기 때문에 당뇨병이 온 것으로 이해해야 한다. —감수자 주

신경 긴장이라는 형태로 표출된다. 우리는 교감신경(낮 동안의 활동을 지원한다)과 부교감신경(밤에 휴식·수면을 지원한다)의 균형 속에서 살고 있다. 문제는 교감신경의 긴장상태는 오래도록 지속될 때 발생한다.

교감신경이 기능할 때는 맥박이 빨라지고 혈압과 혈당도 상승한다. 그것은 산소와 영양소를 순조롭게 근육으로 보내기 위해 신체가 제 기능을 수행하고 있을 때 나타나는 바람직한 현상이다. 그러나 하루에 몇 시간 동안 계속 고민하고 장시간에 걸쳐 중력을 거스르면서 일하면 우리 몸은 힘들어진다.

고혈압, 당뇨병을 앓고 있는 사람들이 많은데, 병원에서는 모두 '원인불명'이라는 이유로 대중요법으로 약을 처방하고 있다. 그러나 병을 일으킨 원인은 분명히 있다. 예컨대 흥분이 지속되는 생활은 교감신경을 계속 긴장시켜 혈당을 높인다.* 매일 오전 1시, 2시까지 깨어 있는 사람은 보통 사람들보다 혈당이 높을 수밖에 없다. 그런 사람은 자신이 감당하기 힘든 고된 생활로 병을 만들고 있다.

병에 걸려 대중요법으로 처방받은 약을 먹으면 일시적으로 수치가 내려간다. 그러나 앞서 말한 바와 같이 이미

흥분하는 체질이 되어버린 이상 높은 혈압과 혈당이 필요하기에 앞으로도 계속 오를 수밖에 없다. 무리한 생활을 하는 사람은 혈당을 장시간 높이지 않으면 안 되는데 '혈당치가 높은 것은 좋지 않다'는 이유로 멋대로 내리면 그 차이로 인해 오히려 건강을 해치고 만다.

교감신경 긴장은 근육을 사용하는 체질을 만들기도 한다. 휴식을 취하는 동안에도 교감신경이 내내 긴장해 있으면 '근긴장'이라는 증상이 나타난다.

- 어깨 결림이 심하고 어깨 근육이 뭉쳐 있다.
- 장딴지에 경련이 일어난다.
- 손가락에 쥐가 난다.
- 목이 뻣뻣하거나 잠을 제대로 못 자서 목이 뻐근하다.
- 때때로 딸꾹질을 하는 증상이 나타난다.
- 자면서 이갈이를 한다.

아이의 경우에도 교감신경 긴장이 지속되면 수면 중에 이를 간다. 자는 동안에는 원래 근육이 이완해야 하는데 힘을 필요로 하는 이갈이를 한다는 것은 뭔가 힘든 일을 당해 근긴장이 일어난 것이다. 이갈이를 할 때는 아이 나름으로 힘든 일을 겪어 내내 긴장하고 있다고 여겨야 한다. 이처럼 우리는 큰 병을 앓지 않아도 조금씩 '위험 영역'에 다가가고 있음을 신체의 미세한 변화로 감지할 수 있다.

체온이 낮아지면 면역력도 떨어진다

우리 몸이 보내는 위험 신호를 무시한 채 지내면 저체온이 되어버린다. 그러면 이번에는 저체온으로 인한 병에 걸릴 우려가 있다. 체온이 1도 내려가면 면역력은 37퍼센트, 체내 효소의 기능은 50퍼센트로 뚝 떨어진다. 병으로부터 우리의 몸을 지키기 위해서는 몸을 따뜻하게 하는 음식을 섭취하고 몸이 차지 않게 생활하는 것이 매우 중요하다.

예컨대 설탕은 뜨거운 물에서 금방 녹지만 차가운 물에서는 좀처럼 녹지 않는다. 이와 마찬가지로 우리 몸 속 대사산물(체내 대사활동의 결과로 만들어진 물질. 글리코겐, 아미노산, 각종 호르몬, 콜레스테롤 등)도 체온에 의해서 체액이나 혈액 속에 녹아 있는데, 체온이 낮아지면 대사산물이 혈액이나 체액 속에 잘 용해되지 않는 불용화가 시작된다.

소화관에서 분비되는 대사산물이 쓸개즙의 주요성분인 담즙산과 불용화하면 담석이 된다. 또한 우리의 몸속 세포가 흥분할 때는 칼슘이 사용된다. 그렇게 사용된 뒤에 일부의 칼슘은 인산과 결합하여 뼈에 침착되고 나머지는 소변을 통해 배설되는데 여기서 불용화가 일어나면 요로결석이 된다.

세포의 핵 속에 있는 푸린체(purine bodies) 같은 DNA는 사용된 뒤에 요산이 되어 혈액을 타고 순환하면서 조직을 돌아 소변으로 배설된다. 그런데 체온이 낮으면 요산이 바늘 같은 모양으로 결정화되어 신경을 자극하기 때문에 통풍이 발생한다. 여러 가지 대사산물이 몸속에서 불용화되는 현상은 체온이 낮은 사람에게 많이 나타나는데, 이처럼 모든 병에는 분명한 원인이 있다. 따라서 안색이 나쁘거나 체온이 낮은 증상은 매우 위험하다.

건강한 사람의 체온은 평균 36.5도인데, 36.0도에서 37.0도까지 정상 범위로 간주할 수 있다. 이 폭은 어떻게 생기는 것인가 하면 바쁘게 살아가는 사람은 교감신경이 적절히 자극받고 대사가 항진되기 때문에 순환하는 혈액의 양도 증가하여 체온이 올라간다. 따라서 체온을 측정하고 36.8도나 36.9도라면 '나는 바쁘게 살고 있다'고 판단하는 지표가 된다.

죽음을 부르는 3종 세트 : 고민, 과로, 분노

여기까지의 설명으로 건강을 위해 어떤 생활을 해야 할지, 그리고 자율신경의 불균형이 어떻게 병을 일으키는 원인이 되는지 이해했을 것이다. 여기서 조금 더 자율신경에 대하여 설명해보자.

앞에서 몸을 망가뜨리는 원인으로 고민과 장시간 노동을 꼽았다. 여기에 '분노'도 큰 요소로 작용한다. 분노라는 감정은 교감신경의 긴장을 더욱 증폭시킨다. 화를 내면 얼굴의 혈관에서도 맥박이 잡힌다. 평소 혈압이 높은 사람이 무리한 생활을 하면 170~180까지 올라가는데, 분노에 사로잡혀도 순간적으로 혈압이 치솟는다.

혈압이 갑자기 치솟으면 맥박이 뛸 때마다 몸이 떨리기 때문에 몸이 휘청거리며 흔들릴 수 있다. 이를 반복하는 것은 매우 위험하다. 갑자기 쓰러져 목숨을 잃는 사람들은 대개 별것 아닌 일로 쉽게 화내는 사람이다.

그 밖에 교감신경이 긴장하여 나타나는 위험한 증상으로 몸의 냉증을 꼽을 수 있다. 요즘에는 본격적인 더위가 시작하기도 전에 에어컨을 습관적으로 틀기 때문에 더욱 주의해야 한다. 이처럼 우리는 여러 가지 원인으로 교감신경을 긴장시켜 일찍 목숨을 잃는다.

현대인은 냉방 외에도 냉장고에서 갓 꺼낸 차디찬 음료를 먹곤 하는데, 이것도 몸을 차갑게 만드는 원인이다. 주스나 우유 등의 음료는 어느 정도 실온으로 돌아온 뒤에 마시는 것이 좋다. 극도로 차가운 음식은 결코 우리 몸에 좋은 영향을 미치지 않는다.

예컨대 한여름에 에어컨 때문에 20도 이하의 차가운 바람에 계속 노출되어 몸이 차가워지면 그것만으로도 신체 기능이 떨어질 수 있다. 또 냉장고에서 바로 꺼낸 차가운 음료를 마시면 위 점막의 온도가 순식간에 내려간다. 자연히 위의 정상적인 소화활동에 장애가 된다.

…
만성 스트레스에 시달리는 현대인들은 교감신경의 과긴장으로 인해 여러 가지 증상이 나타날 수 있다. 만성 스트레스를 받게 되면 말초혈관이 수축하면서 손발의 피부온도가 떨어진다. —감수자 주

　한여름에 지나치게 실내온도가 낮은 직장에서 일하는 여성이라면 자신의 체온을 유지하려는 노력을 반드시 해야 한다. 비만으로 더위를 타는 사람은 체중 당 표면적이 적어 발열이 어렵기 때문에 고온에 약하다. 바깥에서 일하다 회사로 돌아올 때 발열이 좀처럼 이루어지지 않아 땀도 많이 흘리고 더위도 심하게 탄다. 그래서 사무실의 에어컨을 강하게 틀면 더욱 몸이 차가워져 교감신경이 과도하게 긴장하기 때문에 위험하다.

　이외에 교감신경을 긴장시키는 것으로는 컴퓨터 모니터처럼 깜박이는 디스플레이를 장시간 보는 것을 꼽을 수 있다. 요즘에는 컴퓨터 화면을 오랫동안 보는 일이 늘어나면서 건강을 잃는 사람이 많다. 바쁘고 성실한 사람은 집에서도 한밤중까지 컴퓨터 화면 앞에 앉아 일하고 대부분의 시간을 교감신경이 긴장한 상태로 지내기 때문에 어깨가 결린다.*

　교감신경 긴장의 초기 증상은 어깨 결림으로, 어깨가 결릴수록 밤늦은 시간까지 컴퓨터 화면 앞에 앉아 있는 것은 위험하다. 부쩍 증가하고 있는 안정피로(眼精疲勞, 눈을 계속 쓰는 일을 할 때 눈이 쉽게 피로해지고 통증까지 느끼는 증상)는 현대

병으로 주의가 반드시 필요하다. 몸 상태가 나빠진 사람은 자신의 교감신경이 어떤 이유에서 긴장했는지 자신의 일상 생활을 돌아봐야 한다.

약은 몸을 해치는 독(毒)이다

약을 지나치게 많이 먹어도 교감신경 긴장이 된다. 약을 한꺼번에 5~6종류나 먹는 사람도 꽤 많은데, 앞에서 말했듯이 그렇게 약을 먹는다고 해서 병은 낫지 않는다. 그럼에도 불구하고 많은 사람들이 혹시 증상이 악화될까봐 불안하기 때문에 다수의 약을 복용하고 있다.

물론 병을 고칠 생각으로 많은 약을 꼬박꼬박 챙겨먹는 것일 테지만, 약은 기본적으로 화학물질로 만들어진 독(毒)이다. 우리가 약을 먹으면 일단 간장에서 해독작용을 한다. 시토크롬 P450(cytochrome P450)이라는 효소가 이른바 대사를 항진하고 해독작용을 하는데, 이 해독작용에는 교감신경의 강렬한 흥분이 동반한다.

...

약은 필요악이다. 효능을 얻기 위해 부작용을 감수해야 한다. 따라서 불필요하게 약을 많이 복용하는 것은 문제가 있다. 하지만 질병을 치료하기 위해 약을 복용하는 것과 교감신경 자극 같은 약의 부작용을 잘 저울질해야 한다. 내가 가진 문제를 의사에게 모두 얘기하고 약을 처방받을 때 정말 꼭 복용해야 하는 약인지 물어봐야 한다. —감수자 주

그 때문인지 약을 먹은 사람은 간장이 피로한 탓인지 나른하고 무기력하며 그다지 행복한 사람이 없다. 약 때문에 맥박이 빨라지고 혈압이 올라 밤에 편안하게 잠을 자지 못한다. 이것은 교감신경 긴장에 의해 나타나는 증상인데, 병원에 가면 증상에 맞춰 약을 추가로 처방받는다. 지금 젊은 의사들은 성실해서 환자의 기대에 어떻게든 부응하고자 노력한다.

의사들은 환자가 안 좋은 몸 상태를 호소할 때마다 약을 하나씩 더 내어준다. 세 가지 증상을 말하면 세 가지 약을 내어주는 것이 요즘 병원의 실정이다.*

과식과 게으름의 함정 : 지나친 부교감신경 우위도 문제다

일반적으로 '잘 차려진 음식을 지나치게 섭취하면 통풍이나 당뇨병이 된다'고 생각하는데, 이것만으로 그런 질병에 걸린다고 단정할 수는 없다. 분명 잘 차려진 식사를 하고 살이 찌면 통풍이나 당뇨병으로 이어질 가능성이 높아

> 평소 운동부족이 체온저하의 원인이 될 수 있지만 음식을 먹은 후 몸을 움직이지 않는다고 체온이 갑자기 낮아지는 것은 아니다. 식사 후에는 음식물의 소화 흡수 과정에서 열이 발생한다. 식사 후 열 발생은 기초대사량의 약 10% 정도를 차지한다. 식사 직후에는 소화기계에 혈액을 공급해야 하기 때문에 운동을 하지 않는 것이 좋다. —감수자 주

지긴 하지만 비만이 심해져 숨이 찰 때는 심장을 압박하기 때문에 교감신경 긴장으로 이어진다. 결국 통풍이나 당뇨병도 교감신경의 긴장이 원인이라 할 수 있다.

이처럼 질병의 70퍼센트는 교감신경 긴장으로 일어난다. 그러나 수많은 질병의 종류를 보면 긴장을 완화시키는 부교감신경의 기능이 과하여 병에 걸리는 경우도 많다. '편안한 생활이 병을 키운다'는 말이 이상하게 들리겠지만, 선진국처럼 풍요로운 생활이 보편화되면 그에 걸맞은 다양한 질병에 걸리는 사람들이 30~40퍼센트 정도 늘어난다. 아이의 경우에는 그 비율이 더 높다.

부교감신경 우위의 생활은 편안하고 느긋하게 지내는 것인데, 부교감신경은 소화관 활동도 담당하고 있어서 맛있는 음식을 먹고 느긋하게 쉬는 사람은 체온이 조금 낮아질 수 있다.* 따라서 얌전한 성격에 좀처럼 운동도 하지 않는 사람, 가까운 슈퍼마켓에 갈 때도 자동차를 타고 다니면서 가급적 움직이지 않는 사람은 36.3도, 36.2도의 조금 낮은 체온으로 생활하고 있다.

이 정도의 폭이라면 다소 무리한 생활을 해도, 편안한 생활을 해도 병에 걸리지는 않는다. 하지만 겨드랑이 밑 온도

가 37.2도만 되도 한계에 이른다. 이보다 체온이 더 올라가면 이번에는 혈관수축에 의한 순환장애가 두드러져 체온이 떨어지기 시작한다. 그리고 36.0도 아래로 떨어지면 '수척해지기' 시작한다.

반대로, 맛있는 음식을 먹고 몸을 움직이지 않게 되는 경향이 강해져도 36.0도를 밑돌 수 있다. 그러면 이번에는 서서히 대사 억제가 일어나 '움직이기 싫다',' 의욕이 없다'는 상태를 초래한다. 이것도 순환장애이다.

교감신경의 긴장이 지속되면 혈관이 수축하여 순환장애를 일으키고, 지나치게 평안한 생활을 하면 혈관이 너무 이완되어 순환장애를 일으킨다. 결국 어느 한쪽으로 치우친 생활을 하면 최종적으로는 냉증을 일으켜 병에 걸린다.

해법1 : 몸을 단련하여 스트레스를 이겨낼 힘을 키운다

병의 30~40퍼센트가 교감신경 과잉으로 치우친 생활이 원인이라는 사실을 잊지 말자. 부교감신경은 소화관 활동을 지원하고, 나아가서는 휴식, 수면을 받쳐주기 때문에 부교감신경 과잉으로 치우친 사람은 맛있는 것을 많이 먹고 좀처럼 몸을 움직이지 않는 생활을 하는 경향이 있다. 부교감신경이 우위인 사람은 늘 텔레비전 앞에 앉아 뭔가를 먹고 있다. 이런 상태가 계속되면 포동포동한 몸을 빈약한 근육으로 지탱하는 생활을 하기 때문에 조금만 움직여도 쉽게 지친다.

쉽게 지치는 사람은 정신적으로도 기백이 느껴지지 않는다. 이것은 성인에게도 문제지만 아이들에게는 더욱 큰 문제라 할 수 있다. 지금 아이들은 40~50년 전 아이들에 비해 밖에서 뛰어놀 기회가 매우 적다. 광장이나 들판처럼 마음껏 뛰어놀 수 있는 장소도 적고 게다가 입시 준비로 그럴 시간적 여유가 없기 때문이다. 또한 실내에서 컴퓨터와 인터넷을 하고 싶어하는 경향도 빼놓을 수 없다.

군것질거리도 헤아릴 수 없을 만큼 많아졌다. 아이들이 즐겨먹는 과자, 케이크, 주스, 아이스크림에는 설탕이 빠지지 않고 듬뿍 들어간다. 이들 음식을 계속해서 먹으면 극단적인 긴장완화 상태에 빠져 쉽게 지치고 무기력에 빠지기 쉽다.

이 같은 상태는 실제로 공교육 붕괴와 교실의 몰락으로 이어지고 있다. 피로에 지친 학생들은 수업이 시작된 지 10분도 지나지 않아서 앉은 자세가 무너진다. 수업에 집중하면서 능동적으로 참여하기보다는 책상 위에 팔꿈치를 대고 턱을 괴거나 마음대로 편안한 자세를 취하고 심지어 잠을 자기도 한다. 이것은 당연히 선생님의 이야기를 귀 기울여 듣는 자세가 아니다.

선생님의 이야기를 듣기 위해서는 역시 교감신경 긴장 상태를 유지하고 자세를 바르게 하며 집중할 필요가 있다. 어른도 아이도 부교감신경으로 지나치게 기울면 집중력이 떨어지고 무기력해진다. 당연히 목표의식이 결핍되고 삶에 대한 의지가 약화된다.

부교감신경 편중에 의한 또 다른 한 가지 위험성은 스트레스를 물리칠 힘을 상실한다는 점이다. 보통 많은 자극을 받고 활기차게 지내는 아이와 형제가 적어 부모가 애지중지하며 갖고 싶은 것은 무엇이든 사주면서 키운 아이는 역시 스트레스에 대한 내성이 다르다.

요즘 아이들은 굉장히 예민하고 사회성이 결여되어 있어서 등교를 거부하거나 자살을 시도하거나, 혹은 우울증에 빠지는 경우가 많다. 이런 스트레스에 지속적으로 노출되는 생활이 계속되면 서서히 교감신경 긴장으로 이어질 수밖에 없다.

삶의 의욕을 드높이고 보다 활기찬 삶을 위해서라도 어느 정도 단것을 삼가고 몸을 움직이는 등 심신을 단련하고 평소부터 스트레스에 억눌리지 않는 생활습관을 만들어가야 한다.

해법2: 양질의 곡물을 섭취하면 정서가 안정된다

단것을 먹으면 순간적으로 교감신경이 우위가 되어 갑자기 활력이 생기고 혈당치가 높아져 체온이 상승한다. 그러나 단것만 먹으면 혈당치가 갑자기 상승하기 때문에 인슐린 분비를 유발하고 그 이후에 급격한 저혈당에 빠진다.

단것은 먹은 지 1시간 반~2시간 뒤부터 저혈당이 된다. 저혈당이 되면 몸이 매우 나른해지고 초조해진다. 그러면 이번에는 '빨리 단 과자를 먹어야 한다, 빨리 주스를 마셔

야 한다', '캔 커피를 마시고 정신을 차리자'는 생각을 하게 된다.

단것을 지속적으로 섭취하지 않으면 혈당치, 안정된 정신 상태를 유지할 수 없게 된다. 그 상태를 유지하지 못하면 이번에는 교감신경이 긴장상태가 되고 만다. 특히 부신에서 분비된 아드레날린은 강력한 혈당 상승작용을 한다.

과자만 먹고 주스만 마셔 저혈당이 된 아이는 주위에 단것이 없으면 불안해하고 분노를 폭발한다. 그러면 단숨에 교감신경 긴장상태가 되어 혈당치가 높아진다. 물건을 부수거나 야구방망이를 휘두르고 책상을 뒤집어엎는다. 그것은 교감신경 긴장이 극한에 이른 것이다. 그러면 혈당치가 자연히 올라 분노를 통해 저혈당에서 벗어난다.

그렇게 한창 난폭하게 굴면 아이는 멀쩡한 얼굴로 냉정한 태도를 취한다. 그러나 주위 사람들은 아이가 폭력을 휘두르고 물건을 부수는 모습에 매우 당혹감을 느낄 수밖에 없다. 아이들의 정서를 안정시키기 위해서는 당분은 양질의 곡물 섭취를 통해 얻는 것이 좋다.

곡물은 소화흡수에 시간이 걸리기 때문에 혈당이 오르는 것도 느리고, 내려가는 것도 느리다. 결국 혈당의 오르

고 내리는 사이에 간식이 필요하지 않다. 백미보다는 식이
섬유가 풍부한 잡곡을 넣거나 현미를 먹는 것이 좋다. 이런
밥을 먹으면 혈당이 매우 안정된다.

① 현미의 껍질 부분에는 각종 비타민과 미네랄, 식이섬
유 등이 풍부하다.
② 현미와 같은 통곡물은 장의 운동을 촉진시키고 장의
기능을 강화한다.
③ 곡류든 과일이든 껍질 채 먹는 것이 건강에 좋다.

평소 현미를 먹는 사람이나 백미에 잡곡이나 보리를 섞
어 먹는 사람은 도중에 배가 고프지 않기 때문에 그다지 간
식을 먹지 않아도 된다. 일반적으로 쌀을 주식으로 하는 사
람은 밥과 다소의 반찬을 챙겨먹었을 때 정서가 안정된다.
 이처럼 자율신경의 기능에 대해 제대로 알게 되면 여러
가지 병이 어떻게 발생하는지, 지금 아이들의 문제가 무엇
인지도 명확히 이해할 수 있다.

해법3: 낮과 밤이 다른 생활로 균형을 유지하다

어떤 위험한 상황에 닥쳤을 때 우리 인간은 저항할 힘이 있어야 한다. 부교감신경으로 편중된 생활 방식은 그런 우리의 저항력을 무력화시킨다.

강한 저항력이나 정신력을 키우기 위해서는 몸을 단련해야만 한다. 근육을 단련하면 뼈도 정신도 강해진다. 어린 시절에 괴롭힘을 당해 몸을 단련한 아이들이 성장하면서 복싱이나 격투기 선수가 되는 사례도 많은데, 그것은 육체와 함께 정신력도 단련되기 때문이다.

거듭 말하지만, 너무 편한 생활은 육체적으로도 정신적으로도 사람을 유약하게 만든다. 그 같은 인과관계를 이해하지 못하면 아이가 학교에 가기 싫어하는 것도, 건강이 나빠지는 것도 그저 불현듯 찾아온 '불행'이라고 생각한다. 몸과 마음, 질병과 자율신경의 관계를 이해하고 몸을 적당히 단련하는 것이 좋다.

너무 무리해도 너무 편해도 병에 걸리는 것은 아이나 노인도 마찬가지다. 스키선수이자 등산가인 미우라 유이치로(三浦雄一郎) 씨처럼 75세가 되어서도 계속 훈련하고 등산을 하면 육체도 정신도 젊음을 유지할 수 있다. 건강은 얼마나 단련하는가에 달려 있는 것이다. 물론 미우라 씨처럼 하지는 못하지만 나도 2년 전부터 가라데의 지르기와 차기를 연습하고 있다. 그 덕분에 근육이 붙고 정신적으로도 강해진 것 같아 기분이 좋다.

건강의 비결은 교감신경으로 치우치지도 않고 부교감신경으로 치우치지도 않은 적당한 생활이 첫째 조건이다. 그러나 중용이 바람직하다고 해도 계속 중간 지점에서 지내는 것이 아니라, 낮에는 최선을 다해 열심히 일하고 밤에는 푹 쉬는 생활의 균형이 중요하다. 자율신경의 리듬이 이처럼 뚜렷한 생활을 하면 '일흔이 넘어도 활발히 활동하고 병도 모른다'는 말을 듣는다.

나는 과로하지 말라고 말하는 것이지 '활동을 멈추라'고 말하는 것이 아니다. 그 점에 오해가 없기를 바란다. 자율신경이든 체온이든 늘 너무 무리하지도 너무 편하지도 않은 생활을 보내야 건강한 상태를 유지할 수 있다.

병에 걸린 사람은 너무 마르거나 너무 뚱뚱한 경우가 많은데, 그것은 어느 한쪽으로 치우친 생활을 하고 있기 때문이다. 적당히 통통한 체격이 가장 건강하고 병에 걸리지 않는 이상적인 상태다.

적당하게 먹고 적당한 체중을 유지하자

건강을 위해서는 너무 살이 쪄서는 안 된다. 나는 현재 169센티미터에 61킬로그램으로 건강에 가장 적당한 체중을 유지하고 있다. 예전에 73킬로그램일 때도 있었는데, 그때는 운동을 하려고 해도 할 수 없었다. 그저 걷기조차 숨이 차서 달리기는커녕 타격연습장에서 야구방망이를 휘두르기만 해도 곧 가슴이 뻐근해져 아파왔다.

'살을 빼기 위해 운동하라'고 말하고 있지만, 운동하기 전에 먼저 살을 빼지 않으면 운동도 불가능한 난감한 상황이었다. 그런 내가 현재 체중이 된 것은 55세 때인데, 당시 나는 먹는 게 무척 귀찮았다. 결과적으로 1년 동안에 매월 1킬로그램씩 몸무게가 가벼워졌다.

밥은 하루 세 끼를 꼬박꼬박 챙기되 가볍게 한 공기씩 먹고 더 이상은 먹지 않았다. 현미로 바꾸니 많이 먹던 반찬의 양도 점차 줄었다. 반찬의 간을 좀더 강하게 하니 조금만 먹어도 충분히 만족감을 얻을 수 있었다.

매월 1킬로그램씩 감량했고 68킬로그램이 되었다. 그래서 '계속 살이 빠지면 어쩌지?' 하는 걱정에 조금 두렵기도 했는데 61킬로그램에서 더 이상 몸무게가 줄지는 않았다. 사람은 저마다 적당한 체중이 있고 거기에 다다르면 늘거나 줄지 않는다.

과거에 굉장히 힘든 일이 있어 강한 스트레스를 받았을 때는 음식이 도통 목으로 넘어가질 않아 60킬로그램 아래로 내려간 적도 있고, 고등학교 시절에는 체중이 겨우 56킬로그램이었다. 당시에는 키도 거의 큰 상태로 균형이 잡혔고, 쓸데없는 지방은 전혀 없이 적정하고 균형 잡힌 체형이었다.

앞으로 나이를 더 먹고 체중이 56킬로그램으로 안정되면 그대로 80세, 90세, 100세를 맞이할 수 있지 않을까.

누구든 대개 고교시절, 대학 전후의 약 10년간이 가장 균형 잡힌 몸이 된다. 나도 그 시절에는 56킬로그램이었는데 대학을 졸업하고 직장에서 일하고 스스로 번 돈으로 먹고 마시기 시작했을 무렵부터 불규칙한 생활을 하게 되면서 약 60킬로그램으로 체중이 불었다.

30대에 접어들어서는 탐욕스럽게 먹으면서 70킬로그램을 넘었고 그 상태가 40대를 거쳐 50대 중반까지 이어졌다. 그 동안에 73킬로그램으로 달리기를 해본 적은 단 한 번도 없다. 비만이라는 자각은 있었고 조깅을 해보려고 했지만, 나 자신의 몸무게를 지탱하지 못해 고꾸라져 무릎을 찧은 이후에는 운동은 삼가게 되었다.

그 후 조깅도 할 수 없고 타격연습장에도 갈 수 없는 한심한 시절을 보냈다. 지금은 살이 빠져 겨우 적당한 운동을 할 수 있게 되었다. 하지만 지금은 중년에 그토록 살이 쪘던 것도 나름의 이유가 있었다고 생각한다.

의학 분야의 연구자로서 '해내고 말겠다'고 다짐했을 때는 연구에만 매진했고, 조교수나 강사로 활동하거나 유학을 갔을 때는 한가하게 운동이나 할 때가 아니라고 생각했다. 탐욕스럽게 먹고 오로지 실험과 연구에 매달려 활동하던 무렵에는 그 체형을 받아들여야 했다.

55세에도 73킬로그램이었기 때문에 일단 많이 먹지 않으면 만족스럽지 않았다. 집에서 고기를 구워먹을 때도 '겨우 요만큼 구워 누구 코에 붙여'라며 짜증을 낸 적도 있는데 지금은 같은 양의 고기라도 '이렇게나 많은 고기를 누가 다 먹어'라고 정반대의 반응을 보인다. 그래도 가끔은 과식을 하기도 한다. 단, 하루의 허용범위가 있어서 한 끼를 과식했을 때는 다음날 점심을 거른다. 강연 하루 전날 호텔에서 다른 사람들과 함께 식사하면서 밤늦은 시간까지 과음한 뒤 아침에 다시 뷔페로 맛있는 것을 과식하게 되면 당연히 오전 내내 속이 편치 않다.

살이 빠진 지금도 비만이던 시절만큼 많은 양의 식사를 할 수 있지만, 과식을 하면 힘들기 때문에 가급적 과식하지 않으려고 하는데, 간혹 과식을 한 경우에는 다음 끼니를 걸러 겨우 평소 상태로 되돌아온다.

적당히 뚱뚱한 것이 몸에 좋은 사람도 있다

평생토록 살이 찌지 않는 사람도 간혹 있지만, 사람들은 저마다 살쪄야 하는 시기와 먹지 않아도 되는 시기 모두를 경험하게 된다.

... 젊어서 한창 일할 시기인 30~50대에도 균형잡힌 식습관과 운동으로 체중을 잘 유지해야 하고 '대사증후군'이 생기지 않도록 노력해야 한다. —감수자 주

    최근 몇 년 전부터 '대사증후군은 좋지 않다'는 말을 자주 듣는데, 비만을 너무 나쁘게만 생각하는 경향이 있지만 반드시 그런 것만은 아니다. 많이 먹고 온힘을 다해 열심히 살아가야 하는 시기도 분명 있기 때문이다. 그 시기는 바로 30~50대로 한창 일할 시기가 아닐까. 그 이후에는 살이 빠져도 좋다.*

    며칠 전 강연에서 이 같은 이야기를 들려주자 강연이 끝난 뒤에 살찐 노인들이 나를 찾아와 이렇게 물었다. "선생님, 인생 말년에는 미토콘드리아계가 주축이 되어 에너지 효율이 좋아져 먹지 않아 살이 빠져 결국에는 신선이 된다고 말씀하셨지만, 신선 중에도 뚱뚱한 신선이 있잖습니까?" 그것은 호테이(칠복신 중 부귀영화를 대표한다)와 다이코쿠(칠복신 중 금전운을 대표한다)로, 허구로 만들어지긴 했지만 분명 포동포동한 신선들이 있긴 하다. 그렇게 말하는 사람을 당해낼 재간이 없다.

    서양인 중에는 나이를 먹어 살이 찌고 그대로 노후를 보내는 사람도 있다. 이것은 부모한테 물려받은 유전적 체질의 영향인데, 어떤 생활이 좋은지는 획일적인 '정상치'로 판단할 수 없다. 일흔이 넘어도 여전히 식욕이 있는 사람은

...
현재까지 연구결과들을 보면 노인들의 경우 약간의 과체중이 오히려 사망률이나 질병 발병률이 더 낮다. 체중 증감의 폭이 클수록 질병 발생 위험이 더 높다. 자기 체질에 따라 약간의 과체중 체형이라도 평생 체중의 큰 변화 없이 산다면 건강하다고 할 수 있다. 오히려 무리한 다이어트를 반복해서 체중의 변화가 큰 것이 더 나쁘다. —감수자 주

누군가가 정해놓은 칼로리나 콜레스테롤 수치를 신경 쓰지 않는 것이 좋다. 몸이 원하는데 '수치' 때문에 그저 참는 것은 오히려 스트레스가 되어 건강에 안 좋을 수 있다.*

그런 사람은 당당히 음식을 섭취하여 호테이처럼 적당히 뚱뚱한 신선을 목표로 하면 된다. 몸에 이상 신호가 없는 한 적정한 비만을 결코 절대적 악으로만 간주해서는 안 된다. 마른 사람은 피부에 지방도 적다. 4장에서도 설명하겠지만 미토콘드리아계의 사람은 지방도 에너지로 사용하기 때문에 살이 빠지고 피부의 세포분열도 적어 나이 들어 보이는 경향이 있다.

신선의 세계는 금욕의 세계다. 성욕도, 식욕도 억제되면 인간도 담백해진다. 살찌게 하는 것은 음식을 많이 먹고 세포분열을 촉진시키는 해당계가 맡고 있다. 세포분열이 왕성하면 성장기처럼 늘 젊기에 마른 사람보다 살찐 사람의 피부가 압도적으로 젊다.

3장

내 안의 치유력을 믿어라

우리 몸에서 병이나 이상증세가 나타날 때는 무조건 두려워할 것이 아니라 '균형을 잃고 어느 한 쪽으로 치우친 생활'을 하고 있다는 메시지를 자신의 몸이 보내고 있다고 여겨야 한다.

암은 어떤 사람들이 걸릴까?

왜 인간은 암이나 류머티즘, 아토피성 피부염에 걸리는 것일까? 많은 사람들이 궤양성 대장염이나 돌발성 난청, 치질이나 치주병 등 여러 가지 병을 앓는데, 백혈구의 역할과 자율신경 지배의 구조를 알면 그 원인을 밝힐 수 있다.

예컨대 지금 암에 걸려 병원에 가도 '왜 암에 걸렸는지' 질병의 근본적인 원인을 정확히 이해하고 이야기해줄 의사는 없다. 류머티즘도 마찬가지다. 또한 피부근염이나 피부경화증를 비롯한 수많은 질병도 역시 원인불명인 상태에서 치료가 이루어지고 있다.

서양의학에서 이루어지는 '치료'는 소염진통제, 스테로이드, 면역억제제, 항암제인데, 이것들은 모두 대증요법이다. 결국 근본적인 치료가 아니기 때문에 병을 고친다는 기대는 조금 염치없는 얘기다. 역시 자율신경과 질병 사이의 깊은 연관성에 착안해야만 근본적인 치료를 할 수 있다.

질병이 일어나는 과정에 깊이 관련되어 있는 교감신경은 백혈구의 수치와 기능을 조절하기도 한다. 세포가 진화하여 다세포가 되고 대다수의 세포가 점차 특수화된 결과

…
동물 체내 모든 조직에 분포하여 면역을 담당하는 세포의 일종이다. 침입한 세균을 잡아먹고 그에 대항하는 면역정보를 림프구에 전달한다. 탐식세포라고도 한다.

지금의 우리 몸이 되었다. 특수화된 세포 하나하나는 그 과정에서 여러 가지 이물질로부터 몸을 지키는 기능을 잃어버렸다.

그렇다면 우리의 몸은 어떻게 스스로 지킬 수 있게 되었을까? 단세포시대의 아메바처럼 특수화하지 않고 그대로 남아 몸을 지키고 있는 세포들 때문에 가능하다. 그것은 바로 아메바와 꼭 닮은 백혈구의 기본 대식세포(macrophage)다. 대식세포를 시험관 내에서 꺼내면 다리를 만들어 이동하고 이물질을 넣으면 그것을 삼켜 세포 내에서 소화하고 독을 제거한다. 대식세포는 단세포시대의 그 모습 그대로 우리의 몸 구석구석을 돌며 조직에 상주하면서 몸을 지켜주고 있다.

병에 걸리면 지나친 영양 섭취를 피하라

해파리나 말미잘처럼 이배엽성 생물이라 불리는 하등동물은 외배엽(피부)과 내배엽(소화기) 밖에 없는 것처럼 보인다.

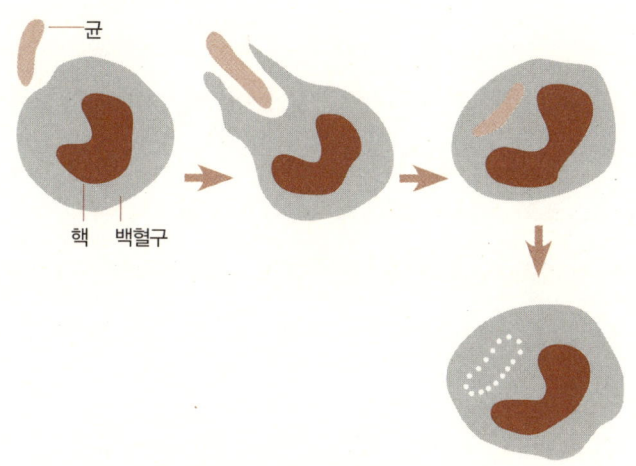

백혈구가 세균을 잡아먹는 과정

그러나 피부와 소화관(장) 사이에는 단세포시대부터 살아 남은 대식세포가 살아 있어 이것으로 자신의 몸을 지키고 있다.

우리 몸에서 대식세포는 백혈구로 주로 외부의 적으로부터 몸을 지키고 있는데, 역할은 거기에 그치지 않는다. 무엇보다 대식세포의 가장 중요한 역할은 영양처리다. 우리가 소화관에서 흡수한 영양은 즉시 간장이나 온몸으로 이동하는 것이 아니라 대식세포가 처리하고 남은 것을 지방세포로 보내는 등 다양한 지시를 하고 있다.

소화관에서 흡수한 영양분을 첫 번째로 대식세포가 처리하는데, 이때 영양이 너무 많이 들어오면 여기에 힘을 쏟게 되어 몸을 지키는 데 힘을 발휘할 수 없다. 우리의 몸 상태가 나빠지고 열이 나면 식욕을 잃는 것은 몸을 지키고 병을 물리치는 대식세포의 기능을 최대한으로 높이기 위한 반응이다. 따라서 식욕을 억제하여 음식 섭취를 줄이는 것이다.

그러나 병원에 가면 링거나 튜브로 영양을 공급한다. 죽기 직전처럼 사람에게 영양을 넣어주기 때문에 병이 낫지 않는다. 병에 걸렸을 때는 영양을 과잉으로 섭취하면 낫지 않는다. 병에 걸렸을 때는 일단 영양을 차단해야 한다. 병에 걸려 식욕이 없을 때는 '대식세포가 치료에 전념하고 있다'고 생각하자.

건강을 지키는 삼총사 : 과립구, 림프구, 대식세포

무척추동물까지 백혈구의 대식세포는 한 종류이지만, 척추

동물로 진화하면서부터는 세균을 처리하고 화농성 염증을 일으켜 치유하는 '과립구'와 항체를 만들어 작은 이물질을 처리하는 '림프구'라는 두 가지로 나뉘어 질병에 대한 방어효율을 높였다. 과립구과 림프구는 대식세포와 함께 우리 몸을 지키는 든든한 건강 삼총사인 셈이다.

혈액 중에는 이들의 분신이 다량으로 들어 있고 대식세포는 대개 5퍼센트, 새롭게 생긴 과립구는 60퍼센트, 림프구는 35퍼센트 정도의 비율로 혈액 속을 순찰하고 어떤 이물질이 들어왔을 때에 재빨리 달려간다.

건강한 사람의 경우, 림프구는 약 30~40퍼센트, 과립구는 약 55~65퍼센트의 범위에서 유지된다. 과립구는 교감

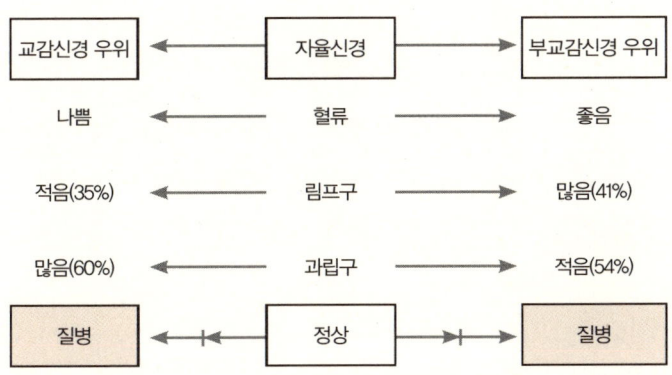

신경의 지배, 림프구는 부교감신경의 지배로 그 수가 조절되는데, 자율신경의 부조화로 생활이 어느 한쪽으로 치우치면 과립구와 림프구의 균형도 함께 깨진다.

예컨대 림프구가 50퍼센트까지 증가하면 알레르기 질환이나 과민증이 된다. 곧 두드러기가 나거나 먼지가 많은 곳에서 놀던 아이가 호흡곤란을 일으키거나 추운 곳에서 재치기를 한다. 또 갑자기 강한 자외선을 쬐면 부어오르는 증상도 같은 맥락에서 일어난다.

교감신경 지배에서 과립구는 낮에 많고 밤에는 줄어들며, 부교감신경 지배에서 림프구는 낮에 적고 밤에는 많아지는 리듬으로 기능한다. 림프구 과잉에 의해 초래되는 병인 아토피성 피부염이나 천식 증상이 밤에 나타나는 것은 그 때문이다.

어떻게 하면 이런 증상들을 고칠 수 있을까? 림프구를 줄이면 되는데, 그러기 위해서는 거듭 말하지만 단것을 피하고 몸을 단련하는 등 근본적인 생활습관의 개선이 먼저 필요하다.

궤양은 혈류와 과립구의 관계에 의해 일어난다

교감신경이 긴장상태에 있다는 것은 우리가 돌아다니고 활동하는 상태를 말한다. 만약 손발을 다쳐 세균이 침입해왔을 때 과립구를 증가시켜 스스로 지키는 힘을 높이는 것부터 교감신경의 긴장상태에 의한 과립구의 방어가 시작된다고 할 수 있다.

한편 소화관과 함께 진화해온 림프구는 음식과 함께 들어오는 여러 가지 작은 이물질, 다른 종류의 단백질이나 바이러스를 처리한다. 소화관과 함께 작용하기 위해서는 부교감신경이 우위인 상태가 좋다(소화기는 부교감 신경의 지배를 받는다).

우리 몸을 효율적으로 지키기 위해서 백혈구(과립구와 림프구)는 자율신경의 지배를 받기 때문에 우리가 너무 무리한 생활을 하게 되면 과잉반응이 나타난다.

과립구는 골수에서 만들어져 말초혈관으로 흘러가고 상존하는 바이러스가 살고 있는 소화관 점막에서 일생을 마친다. 그런데 이 같은 흐름이 지나치면 상주하는 바이러스와 반응하여 염증을 일으킨다. 이런 염증을 예로 들면, 과

> 헬리코박터 파일로리균은 알칼리 보호막을 만들어 위산이 강한 환경에서도 증식이 가능하다. 위산분비가 줄어들면 헬리코박터 파일로리균의 생존에 더 유리한 환경이 된다. ─감수자 주

로를 일삼는 직장인들의 치주질환, 툭하면 화내는 사람의 치질, 입시 준비 중인 학생들의 궤양성 대장염, 걱정거리를 안고 있을 때의 미란성 위염과 위궤양 등이 있다. 궤양도 교감신경 긴장으로 일어나는 혈류장애와 과립구 문제가 원인으로 일어난다.

실험용 쥐에게 공포감을 지속적으로 주면서 교감신경을 긴장시키는 실험을 하고 쥐의 위를 조사해보면, 24시간 뒤에 궤양이 형성되기 시작한다는 것을 알 수 있다. 쥐의 과립구를 조사해보면, 골수(만들어지는 장소)에서는 감소하고 대신 말초혈관에 몰려 있는 것을 알 수 있었다. 혈류가 많은 간장에서 나와서 얼마 뒤에 위 점막으로 이동하고 그곳에서 궤양을 형성한 것이다.

헬리코박터 파일로리(Helicobacter pylori)*는 체내에 상주하는 바이러스인데, 속이 쓰릴 때 먹는 위약을 먹으면 위산의 분비가 억제되어 헬리코박터 파일로리가 증식하여 필요 이상으로 폭주한다. 위궤양에 위산은 관련이 없는데 불필요하게 제산제를 먹은 사람의 위는 더욱 나빠진다. 결국 위약으로 헬리코박터 파일로리를 증식시키는 셈이다.

궤양의 원인은 '위산이 많아서', '헬리코박터 파일로리

때문'이라 하지만 50대 일본인의 90퍼센트 이상이 헬리코박터 파일로리에 양성 반응을 보이는데 이 균이 원인이라 말한다면 굳이 틀린 얘기라 할 수는 없다. 하지만 스트레스로 인한 분비현상의 억제, 결국 위산 억제에서 근본적인 원인을 찾아야 할 것이다.

몸을 혹사하면 병에 걸린다

열심히 야근하는 간호사가 만성 췌장염에 걸리거나 심야의 아르바이트만 해온 20대 남성이 골수염을 일으키는 경우를 종종 보곤 한다. 이것은 골수에서 만들어진 과립구가 극한까지 자극을 받고 자괴작용을 일으켜 염증이 생겨 곪아 골수염이 되었다고 짐작할 수 있다. 이것도 무리한 생활 탓으로 일어나는 질병이다. 따라서 심야 편의점 아르바이트나 간호사의 경우 야근을 너무 자주 하면 위험하다.

밤은 낮보다 부교감신경의 우위가 되어야만 하기 때문에 아무것도 아닌 일에 환자가 비상벨을 누르면 간호사의

…

인간이 들이마신 산소 중 일부가 체내에서 대사과정 중에 산화력이 강한 상태로 바뀌는데 이것을 활성산소라 한다. 활성산소가 많아지면 생체조직을 공격하거나 세포나 DNA를 손상시켜 노화는 물론 각종 암을 비롯한 여러 가지 질병을 일으키는 위험 요소가 된다.

몸도 버틸 수 없다. 그래서 밤에 하는 일은 매우 위험하다. 뒤바뀐 낮과 밤에 맞춰 일할 수 있는 신체리듬이 만들어지면 좋지만, 젊은 사람이 때때로 심야에 편의점 아르바이트를 하는 것은 위험하다. 개인적인 사정도 있을 테니 '하지 마라'고 말할 수는 없지만, 밤에는 가급적 일하지 않는 것이 현명하다.

　무리하는 사람은 산소의 소비량이 많기 때문에 활성산소의 발생이 많아져 피부색이 검어진다. 평온하게 살고 림프구가 많은 사람은 산소의 소비량이 적어 뽀얗고 통통하고 부드러운 피부를 유지할 수 있지만 그것이 지나치면 과민해진다.

　보통 상태라면 다소의 유기용제(도료에 사용되는 시너, 본드 등)라도 괜찮지만 새로 지은 아파트에 이사를 갔을 때 림프구가 많은 사람은 화학물질 과민증이 되는 경우가 있다. 또한 치열한 경쟁률을 뚫고 일자리를 얻은 20대의 젊은 사람이나 서른 전후의 사람이라도 집에 돌아오는 시간이 매일 밤 10~11시라면 역시 몸이 버틸 수 없다.

　요즘은 '건강을 위해서는 소식(小食)이 좋다'고 말하는 시대이기에 몸져누운 사람에게 세 끼나 먹이는 것은 지나친 것이 아닐까? 그러나 너무 소식을 해도 좋지 않기 때문에 '아침은 가볍게 채소로 만든 주스를 마시자'고 요령 있게 게으름을 피우면 자신의 몸을 지킬 수 있다.

'조직파괴 질병은 무리한 생활에서 시작한다'는 지식이 없으면 무심코 고된 생활을 계속하게 된다. 너무 힘든 생활이 지속되면 혈류장애 같은 악조건에서 늘 점막세포가 파괴되고 재생에 쫓기면 증식 관련 유전자가 이상을 일으켜 결국에는 암을 일으키고 만다. 암은 '억척병'이다. 너무 억척스러우면 암에 걸리는 것이다.

필요 이상으로 걱정거리를 안고 안절부절못한 상태에서 살면 암이 된다. 몸을 차게 하는 것도 그리 좋지 않다. 특히 여성의 유방처럼 돌출된 부위는 한기(寒氣)에 쉽게 노출된다. 몸의 내부는 아무리 추워도 갑자기 체온이 떨어지지는 않지만 돌출된 부위는 체온이 급격히 떨어지기 때문에 유방암에 걸릴 가능성도 높다.

통증, 발열, 설사는 회복반응이다

예전에 매일 바쁘게 음악활동을 하고 있던 어느 여가수가 돌발성 난청이 되었는데, 이것도 역시 과혹하리만치 힘든 생활 때문이었다. 격렬한 부부싸움으로 아내가 돌발성 난청이 되기도 한다. 따라서 함께 사는 아내를 너무 오랫동안 괴롭히거나 부부싸움을 하는 것은 좋지 않다. 반대로, 마음 약한 남편이 돌발성 난청이 되기도 한다. 어떤 이유로든 증가한 과립구가 내이(內耳)를 공격하여 일어난 병이다.

과립구가 증가하면 돌발성 난청 외에도, 다음과 같은 병이 될 수 있다. 치주질환이 악화하여 농이 나오면 치주농루이고, 치질이 악화하여 농이 나오면 치루, 궤양성 대장염에서도 농이 나오는데 모두 과립구에 의한 염증이다. 이 같은 조직 파괴의 질병은 과립구가 활성산소를 방출함으로써 조직을 파괴하는 것이다.

여성의 경우, 자궁내막이 파괴되면 내막증이나 난관염이 되고, 난소낭종의 경우에도 농이 있기 때문에 이것도 역시 과립구 기능의 이상으로 볼 수 있다. 이들 질병의 원인은 교감신경의 과도한 긴장인데, 그 배경에는 과립구 증대와 혈류장애가 있다. 이와 함께 정신적인 스트레스, 과로, 불규칙한 생활을 원인으로 꼽을 수 있다. 의외로 많은 원인이 소염진통제의 장기복용으로, 주로 노인을 중심으로 나타난다.

우리의 몸은 건강한 조직이 교감신경 긴장으로 장애를 일으켰을 때 부교감신경 반사가 일어난다. 통증을 일으키고, 열과 땀이 나며, 설사 등의 증상으로 병을 고치기 위한 치유반응을 보이는 것이다.

이때 프로스타글라딘, 아세틸콜린(acetylcholine), 세로토닌(serotonin), 비타민이 나오고 붓기나 통증, 가려움증 등의 증상을 일으킨다. 설사는 병이 나을 때 나타나기 때문에 약으로 설사를 멈추면 오히려 병을 고칠 수 없다.

붓고 아프면서 회복된다

사람들이 살아가는 모습은 천차만별이지만 '교감신경 긴장'이라는 병을 키우고 있다는 점은 같다. 자율신경에 대해 생각하면 자신의 병이 어떤 생활에 치우친 결과로 나타난 것인지 짐작할 수 있다.

여기서 또 한 가지 알아둬야 할 것은 조직 파괴의 병이나 암에 그저 맥없이 우리가 항복하는 것이 아니라 반드시 파괴된 조직과 이상해진 조직을 원래대로 복구하기 위한 치유반응이 일어난다는 사실이다.

예컨대 화상을 입었을 때는 피부가 부어오른다. 상처를 입었을 때도 마찬가지다. 최근에는 그다지 볼 수 없지만 동상에 걸려도 피부가 부어올라 스스로 회복하려는 노력을 한다. 결국 조직이 파괴되었을 때는 혈류를 증가시켜 열을 내고 끙끙 앓으면서 회복이 시작된다. 따라서 궤양성 대장염을 앓는 사람이 붓고 설사를 한다면 '스트레스로 인해 정체된 혈류가 부교감신경 반사가 일어남으로써 회복되고 있다'고 생각해야 한다.

여성이 직장에서 힘든 일을 하고 집에 돌아왔을 때 욱신욱신 두통이 생기는 경우가 있다. 이것도 혈관이 확장하여 혈류가 회복되고 있다는 신호다.

혈류장애도 회복할 때 프로스타글라딘(신체 기능을 컨트롤하는 호르몬물질·생리활성물질)이라는 조직 호르몬이 작용하여 혈관확장, 체온상승, 통증을 유도하여 회복한다. 그런데 이때 소염진통제나 스테로이드 같은 소위 염증을 멈추는 약제를 과잉으로 사용하면 모처럼 얻은 '회복의 기회'를 잃고 만다.

류머티즘도 역시 자기항체 반응으로 조직이 파괴되고 그것을 회복할 때 붓고 통증이 나타난다. 이때 참기 힘들 만큼 통증이 동반된다면 약으로 멈추거나 열을 조금 낮추는 정도로 복용해도 좋다. 그러나 약으로 억지로 소염 상태를 억제하는 것을 '회복하고 있다'고 착각하면 안 된다.

소염진통제를 먹으면 과립구가 증가하고 스트레스를 받았을 때와 마찬가지인 상태가 된다. 위가 상처 입을 뿐 아니라 장이나 식도 등 모든 장기가 손상을 입는다. 소염진통제는 교감신경을 흥분시키기 때문에 혈압이 오르고 밤에 잠을 자지 못하게 된다. 그래서 진통제를 먹는 사람은 수면제를 함께 먹는 경우가 많다. 그렇게 약이 하나둘 늘어가는 것이다.

두통이나 생리통을 반복적으로 겪는 여성은 고된 생활로 혈류장애가 일어나고, 회복할 때에 통증이 나타나기 때문에 무심코 진통제에 의지하기 일쑤다. 진통제는 혈류를 정체시켜 통증이 나타나지 않도록 하는 것이므로 일시적으로 통증을 멈추지만 회복반응은 늦다.

어느 시점에서 약을 중단하고 몸을 따뜻하게 하며 체조(186쪽 '8자 체조')를 함으로써 혈액순환을 개선할 필요가 있다. 병을 회복하기 위해서는 혈류를 증가시켜야 한다. 앞에서도 말했지만 화상이나 상처, 동상 모두 붓고 나으려 하는데, 펜타사(항염증제의 일종)나 스테로이드를 사용하기 때문에 병이 쉽게 낫지 않는다. 붓는 증상이 나타나면 '낫기 위해 혈류가 증가하고 있다'고 생각해야 한다. 또한 약으로 열을 내리거나 통증을 없애면 스스로 나을 기회를 잃게 된다.

앞에서 설명한 대식세포는 영양분이 들어오지 않으면 뼈나 근육 등과 같은 몸의 성분(세포)을 깎아 양분으로 삼아 연명한다. 가장 필요 없는 몸의 조직은 폴립(용종)이나 암, 검버섯이다. 대식세포는 기아상태가 되었을 때 탐욕스럽게 먹어치우기 때문에 소식으로 검버섯이나 암이 사라지는 것은 모두 대식세포의 기능 때문이다. 대식세포의 특징을 알고 병을 고칠 필요가 있다.

암에 걸려도 초조해하지 마라

거듭하여 말하지만 우리 몸의 이상 증세가 호전될 때는 붓고 발열하고 앓게 된다는 사실을 기억해야 한다. '약으로 인해 염증이 일시적으로 완화되면 몸에 좋다고 생각하면서 완치를 위해 좀 더 사용하자'는 착각에 빠지는데 이는 위험한 발상이다.

암을 근본적으로 치유하기 위해서는 몸을 따뜻하게 하고 혈류를 증가시키고 림프구를 암세포 부위에 보낼 필요가 있다. 또한 심각한 심리적 불안 상태 때문에 교감신경이 긴장하기도 하기 때문에 공포감에서 벗어나는 것도 매우 중요하다.

우리 몸에 병이나 이상증세가 나타날 때는 무조건 두려워할 것이 아니라 '균형을 잃고 어느 한쪽으로 치우친 생활을 하고 있다'는 메시지를 자신의 몸이 보내고 있다고 여겨야 한다. '이제 잘못된 생활에 종지부를 찍고, 모처럼 생긴 암세포와 몇 년 동안 함께 생활하자'고 마음을 다잡지 않으면 안 된다.

한시라도 빨리 저절로 없애고 작아지게 만들겠다며 초

조해하는 그 자체가 스트레스가 된다. 따라서 당황하지 말고 몸을 따뜻하게 하고 식이요법을 병행하면서 여러 가지 방법을 강구하여 혈류를 늘리고 림프구가 제 기능을 하도록 하면 조직 장애에 의한 질병이든 암이든 이겨낼 수 있다.

알레르기는 약으로 억지로 고칠 수 없다

지금까지 설명한 바와 같이 교감신경의 긴장·과립구 과잉이 대부분의 질병 발생에 관계하고 있는데, 알레르기 질환일 경우는 부교감신경 우위·림프구 과잉에서 일어난다.

성격이 온화하여 좀처럼 화를 내지 않는 생활은 부교감신경 우위의 상태이다. 부교감신경이 적당히 우위에 있는 사람은 병을 모르고 살아가는 일이 많다. 실제로 100세까지 별다른 병에 걸리지 않고 살아가는 사람은 평온하고 느긋한 성격의 여성이 많다.

부교감신경이 우위라면 장수할 수 있는데, 지나친 경우

에는 위험하다. 부교감신경이 지나치게 우위에 서면 림프구 과잉상태가 된다. 예컨대 림프구가 40~50퍼센트 수준까지 이르면 과민의 세계로 접어든다. 그렇게 되면 집 먼지 진드기나 꽃가루, 새우나 게 같은 갑각류 음식, 밀가루의 글루텐 등 여러 가지 항원에 과민해진다. 결국 알레르기는 림프구 과잉에 의해 일어나는 과민증인 것이다.

알레르기가 있는 아이들의 대부분은 밖에서 놀 기회가 적고, 과자나 주스를 많이 먹는 등 림프구가 증가하는 생활을 하고 있다.

또한 온화하고 얌전하고 상냥한 사람, 유전적으로 피부가 하얀 사람도 림프구가 많은데, 반대로 피부색이 검은 사람은 림프구가 적다. 림프구의 수가 일정한 수준을 넘으면 과민해지는 것이다. 예컨대 가족 전원이 새로 지은 집에 들어갔을 때 어느 한 사람만 새집증후군의 증상이 나타난다면 가족 중에서 가장 림프구가 많은 그 사람이 알레르기 반응을 일으킨 것이다. 이때 기억해야 할 사실은 '알레르기 염증은 항원을 밖으로 배출하기 위한 치유반응을 일으킨다'는 점이다.

꽃가루 알레르기로 콧물이 나오는 것은 코 점막에 침입

한 꽃가루를 밖으로 배출하기 위한 반응이다. 알레르기성 피부염으로 얼굴이나 관절의 혈류가 적은 부분에 발진이 나타나는 것은 항원을 씻어내려고 혈류를 증가시켰기 때문이다.

항원을 직접 밖으로 배출하려는 증상이 바로 발진이다. 따라서 꽃가루 알레르기로 콧물이 폭포처럼 나오면 '코가 바람직한 작용을 하고 있다'고 생각해야 한다. 많은 항원이 몸 밖으로 배출되고 있기 때문이다.

만약 이때 우리가 약으로 증상을 가볍게 만들면 항원이 배출되지 못하고 몸 안에서 끌어안게 된다. 그리고 약기운이 사라지면 다시 회복반응이 시작되어 증상이 나타나는 '잘 낫지 않는 만성질환의 세계'로 접어든다.

특히 스테로이드의 경우에 변성하여 과산화 지질이 되기 때문에 오히려 이물질이 증가할 수 있다. 스테로이드를 장기간 사용하는 사람에게서 아토피나 피부염이 악화되기 시작하는 것은 그 때문이다.

따라서 아토피성 피부염의 경우에는 스테로이드를 완전히 중단하는 것이 좋다. 그러나 아토피성 피부염 이외의 경우, 먹거나 흡입하는 약은 갑자기 끊으면 그때까지 억눌려 있는 염증이 폭발하여 엄청난 일이 발생하기 때문에 주의가 필요하다.

정말 몸이 힘들거나 견딜 수 없는 통증이나 고통을 동반할 때 자율신경에 악영향을 미치지 않는 한도 내에서 단기간 사용하는 것은 어쩔 수 없다. 하지만 근본적인 해결책을 찾지 않은 채 몇 달, 혹은 1년이 넘도록 무리하여 일하면 교감신경 긴장상태가 지속되고 면역력은 현저히 낮아질 수밖에 없다. 몸의 반응을 살피면서 반 년 정도의 시간을 들여 천천히 사용량을 줄이면서 원래의 면역력을 회복해야 한다.

우리는 이처럼 조직이 파괴되어도 붓고 나을 수 있으며 알레르기가 되어도 염증을 일으켜 스스로 고칠 수 있다. 몸의 자연치유력은 통증이나 가려움 같은 힘겨운 증상을 일으켜 고치려 하기 때문에 병으로 착각하기 쉽고 무심코 대증요법에 매달리기 쉽다.

진통제가 오히려 병을 악화시킬 수 있다

부교감신경 반사는 대사를 활성화하기 위해 재채기를 연속적으로 유도하고 체온을 1도 정도 올려 몸을 따뜻하게 한다. 설사 뒤에도 체온이 1도 정도 올라 개운해진다.

괴로운 증상을 약으로 멈추려고 하면 안 좋은 몸 상태가 그대로 고정되기 때문에 결코 좋지 않다. 치유반응은 나쁜 것을 밖으로 배출하고 혈류를 증가시키며 조직을 회복하여 병을 고치는 것이다. 약으로 이런 반응을 중지시키면 일시적으로는 편해진다. 인위적으로 부기를 가라앉히면 편안해지고 해열제로 열을 내려도 기분이 좋아진다. 그러나 이 반응은 치유가 아닌 역행반응이다.

따라서 허리 통증에 소염진통제가 들어간 습포를 붙이면 쉽게 낫지 않고, 류머티즘에 스테로이드를 복용하는 사람도 영원히 고칠 수 없다. 스테로이드의 소염기능은 우리의 체내에서 에너지를 생성하는 미토콘드리아(4장 참고)의 기능을 억제한다는 점을 알아야 한다.

지금까지 스테로이드가 어떻게 염증을 멈추는지 이해하지 못했지만, 현재는 연구가 진행되어 미토콘드리아 안에 있는 스테로이드의 수용기(외계나 체내 자극을 받아들이는 수용체)가 기능을 멈춘다는 것을 알게 되었다. 결국 미토콘드리아는 에너지를 만들 수 없게 되는 것이다.

부을 수 있는 힘이 사라지기 때문에 붓지도 않고 에너지도 만들 수 없게 되어 어려움을 겪게 된다. 스테로이드를 복용하는 사람은 몸이 차가워져 냉증에 시달릴 수도 있다. 미토콘드리아는 에너지를 생성하는데 그 기능을 멈추면 수명도 단축된다.

소염진통제를 사용하면 발열 인자·혈관확장 인자이기도 하고 통증 물질이기도 한 프로스타글라딘의 생성이 저해된다. 이 때문에 발열도 통증도 억제되지만 치유와는 반대 방향으로 나아가게 된다.

따라서 소염진통제는 급성 증상에 대해 일시적으로 사용하는 것은 좋지만, 일주일 이상 사용하는 것은 바람직하지 않다.

결국 '병이 나았기 때문에 염증이 제거된 것'이 아니라 우리의 에너지대사계를 직접 저해하여 세포내 호흡을 멈추고 염증을 일으키는 힘을 멈추게 한 것이므로 소염 그 자체는 근본적인 '치유'와는 무관하다.

또한 현재 궤양성 대장염 환자가 급격히 증가하고 있는데, 특히 입시 준비생 중에서 발병하는 경우가 많아졌다. 그러나 입시는 옛날부터 있었기 때문에 입시 자체가 유일한 원인이라고 단정 지을 수는 없다. 결국 아이들이 유약한 체질과 성격이 되어 스트레스에 약해진 것이다. 조금만 긴장해도 즉시 과립구가 증가하고 대장 점막이 파괴된다는 것은 스트레스에 대한 저항력을 잃었기 때문이다. 병원에서 진통제 처방을 남발하는 것도 궤양성 대장염을 증가시키는 원인일 수 있다.

현대 의학으로는 병을 고칠 수 없는가?

투석환자도 엄청나게 증가했다. 왜 그렇게 많은 환자가 발생한 것일까? 그것은 이뇨제를 사용하기 때문이다.

우리의 몸은 수분이 많아지면 혈액에서 소변을 만드는데, 이뇨제는 강제로 이뇨를 하기 때문에 탈수상태가 된다. 혈액의 점성이 단숨에 높아지고 신장기능이 떨어진다. 신

...
특정 질환에 대한 명칭이 아니며 임상적으로 세균이나 바이러스의 감염을 의심할 수 있는 발열이나 소모의 증세가 나타나지만 혈액 따위에서 병원체가 발견되지는 않는다. 발열과 발진, 관절통, 피하결절(皮下結節) 등이 나타난다. 항생물질은 치료 효과가 없고 부신피질 스테로이드나 호르몬이 일정한 효과를 보인다.

장이 나빠지면 이뇨제를 사용하지 말고 적당한 수분을 섭취하면서 몸을 따뜻하게 하고 신장에 혈류를 증가시켜 스스로의 힘으로 소변을 만들어야 한다. 그렇게 하면 탈수증을 일으키지 않고 소변을 배출할 수 있다.

혈압 강하제 중에도 칼슘 길항제(칼슘이 세포 안에 과도하게 들어감으로써 혈압이 올라가는 것을 막는 약)나 베타 차단제(노르아드레날린의 자극 활동을 차단해 심장 박동수와 심장의 운동량을 줄여준다) 외에 이뇨제가 들어 있다. 녹내장 약으로도 사용되는 라식스도 이뇨제의 일종이므로 신장이 나빠지는 사람이 많다.

병에 걸리지 않기 위해서는 스트레스를 해소하는 것이 중요한데, 현대의학은 나타나는 증상을 멈추는 데 지나치게 힘을 쏟고 있어서 병을 근본적으로 고칠 수 없다.

여기서 한 걸음 더 나아가 류머티즘나 SLE(전신 홍반성 낭창), 갑상선기능저하증(만성 갑상선염), 피부근염, 다발성 경화증과 같은 교원병이 어떻게 해서 발병하는지를 설명해 보자.

나는 매 학기마다 학생들에게 교원병에 대한 강의를 하고 있는데, 매번 쉽지 않다. 왜냐하면 난치병으로 지정되어 있는 교원병에 포함되는 것만도 무려 50종류나 있기 때문이다. 강의가 있는 전날에 많은 준비를 확실히 해두지 않으면 어떤 것이 있는지 잊어버릴 정도로 많다.

교원병이 여성에게 많은 것은 여성에게 림프구가 많기 때문이다. 앞에서 설명했듯이 림프구가 많은 사람은 스트레스에 과민반응을 보인다. 심각한 고민이나 밤샘 등 원인은 사람마다 각각 다르지만 스트레스를 받으면 면역억제가 일어난다. 그렇게 되면 조직파괴가 일어나거나 체내에 있는 바이러스가 폭주하기 시작한다.

우리 몸에 감염된 대상포진 바이러스나 C형 간염 바이러스는 배설되어 사라지는 것이 아니라 그대로 몸에 머물러 있다. 이 외에도 사마귀를 만드는 인유두종 바이러스가 있는데, 몸에 상주하는 바이러스는 면역이 높을 때는 잠자고 있다가 스트레스를 받으면 활동하기 시작한다.

예컨대 강한 스트레스를 받았을 때 대상포진이 되거나 십이지장에 폴립(용종)이 생기는데, 그것은 유두종 바이러스가 폭주한 결과로 모두 면역억제 질환이다. 마찬가지로 파보바이러스(Parvovirus)가 폭주할 때는 만성 관절 류머티즘이 된다.

여러 가지 외분비샘도 바이러스가 흔히 살고 있는 곳이라 외분비샘 주위에서는 베체트 증후군(Behçet's syndrome), 쇼그렌 증후군(Sjögren syndrome)과 같은 자기면역 질환이 생길 수 있다. 그때 조직회복과 바이러스 퇴치를 위해 림프구가 격렬한 염증을 일으키는데, 원래 림프구가 많은 사람은 그 반응이 매우 강하게 나타난다. 이것도 이른바 교원병의 일종이다. 역시 염증을 일으켜 회복하려는 것이다.

만일 약을 사용하더라도 매우 고통스러운 급성기 증상을 절반으로 억제하는 정도로만 사용해야 한다. 그러나 거기서 약 덕분에 염증이 완화되었다고 해서 '나았다'고 착각하다면 그 상태를 유지하기 위하여 약을 계속 사용해야 하는 악순환에 빠지게 된다.

자궁경부암은 면역력 저하 때문이다

생활환경이 변하면서 발병하는 병의 종류도 변해왔다. 옛날에는 굶주림이나 추위 등 과혹한 환경 속에서 생활했기 때문에 과립구가 증가하여 체내에 상주하는 바이러스와 반응하는 감염증이 많았다. 예를 들어 결핵, 화농성 중이염, 부비강염, 누런 콧물, 맹장염 등이 있다. 그러나 지금은 맹장(충수)을 제거한 사람을 찾기 어려울 정도다.

요즘 질환의 대부분인 알레르기 질환은 온화하고 긴장감 없는 생활에서 만들어진 림프구 과잉이 원인이다. 한창 일하는 사람들이 너무 무리하기 때문에 일어나는 점막파괴 질환, 돌발성 난청이나 역류성 식도염, 위궤양이나 크론병, 궤양성 대장염, 여성의 경우에는 자궁내막증, 자궁근종이라는 질병이 그렇다. 또한 같은 중이염이라도 옛날처럼 곪지 않는다. 이렇듯 시대나 환경의 변화에 따라 주로 발병하는 병도 변한다.

최근 자주 다뤄지고 있는 자궁경부암의 원인인 인유두종 바이러스는 일본인 대부분의 성인이 양성반응을 보일 정도로 감염되지 않은 사람이 거의 없다. 바이러스 감염이 일어나 항체가 생겼기 때문에 병이 생기지 않고 얌전히 있는 것이다.

이 바이러스는 굶주림이나 추위에 의해 면역이 떨어졌을 때 폭주하는데, 옛날에는 사마귀로 나타났다. 사마귀는 소위 상피의 과형성이기 때문에 면역력이 낮으면 자궁경부의 상피에도 과형성되어 자궁경부암이 되고 내부에서 발생한 것은 자궁근종이 된다.

하룻밤 사이에 감기에 걸리는 사람이 있는데 그것은 우리 몸에 상주하고 있는 바이러스가 면역력이 낮아졌을 때 한꺼번에 폭주하기 때문이다. 잠자기 전에 냉방을 끄면 좋지만 더워서 잠을 설칠까봐 무심코 계속 켜놓는 바람에 감기에 걸리는 것이다. 분명 추위가 원인으로 어깨 결림이 생기기도 한다. 자궁근종, 자궁경부암까지 나타나는 것은 냉증에 더하여 직장에서 스트레스를 받는 경우가 많기 때문이다.

이런 질병을 백신으로 극복하려고 하는 것이 현대의학의 접근법이지만, 백신은 본래 타고난 면역력처럼 강하게 발휘하지 못하기 때문에 즉각적인 효과는 있지만 치유력은 약하다. 항원의 일부를 약화시켜 불활성화한 것이 백신이기 때문에, 면역이 생겨도 그 힘이 약하고 6개월 내지 1년 만에 소멸된다.

한 번 제대로 병에 걸려서 몸에서 자발적으로 증식한 강한 면역력은 평생 유지된다. 따라서 결국 백신을 맞고 영원한 효과를 얻기는 어렵다.

현대의학이 만들어낸 백신을 맹신하지 마라

백신의 효능이 우리 몸에서 만들어낸 자연적인 면역력과 같을 수는 없다. 그러나 많은 병원과 의사들은 별다른 대안이 없기 때문에 백신을 부정적인 측면에서 바라보지 않는다. 또한 매년 백신을 맞아도 몸에 냉증이 있는 사람에게는 그다지 효과가 없다는 사실도 말해주지 않는다.

 C형 간염 바이러스는 감염되어도 면역력이 떨어지지 않으면 증상이 나타나지 않기 때문에 자신이 감염되어 있다는 사실을 모르는 사람들이 많다. 검사로 이른 시기에 C형 간염 바이러스를 발견하여 인터페론(Interferon) 치료를 받게 되지만, 몸에서 자연적으로 만들어진 인터페론은 면역계를 활성화하는 반면 약으로 맞은 인터페론은 생리적 필요량을 넘어 발한을 일으키기 때문에 몸 상태가 나빠질 수도 있다.

'치료비용을 국가 예산으로 한다'는 얘기도 있지만 그렇게 하면 인터페론의 폐해로 고통 받는 사람이 나올 것이다. 인터페론은 C형 간염의 30퍼센트에 유효하고 70퍼센트의 사람에게는 해를 미치기 때문에 도중에 그만두거나 맞지 않는 사람이 많다. 약리적으로 인터페론은 면역억제가 강해 부정적인데 인터페론을 원하는 국민의 목소리가 매우 강해져 공급할 수밖에 없다.

매년 요란스럽게 보도되는 인플루엔자 백신에 대해서도 그다지 많은 것이 알려져 있지 않다. '임산부나 의료관계자가 우선 맞아야 한다'고 하지만 이 같은 선별은 무의미하다. 왜냐하면 면역력이 가장 강한 사람은 임산부이기 때문이다. 뱃속에 태아를 품고 있는 임산부는 대사가 항진하고 백혈구의 기본인 대식세포가 증가해 있어 류머티즘이나 교원병 같은 질병이 임신 중에 낫기도 한다.

임신이 백신접종을 최우선적으로 해야 할 만큼 건강에 불리한 조건이라면 여성의 수명에도 영향을 미쳤을 것이다. 그러나 한 연구에 따르면 임신 경험이 있는 여성이 없는 여성보다 수명이 긴 경향이 있다.

태아를 유산하는 것은 대개 심장이나 신장에 질환이 있

거나 정신적으로 큰 충격을 받으면 교감신경 긴장이 한도를 넘어 증가한 과립구나 NK세포가 태아를 공격하기 때문이다. 교감신경의 긴장이 적당할 때는 대사가 항진하여 면역력이 높고 생명력이 강해지는 이점이 있는데, 지나치게 되면 유산하고 만다. 바쁜 사람이 감기에 걸리지 않는 것도 같은 맥락이다. 너무 바빠 몸을 해치면 병에 걸리지만 적당한 긴장이라면 대사항진에 의해 생명력은 높아진다.

따라서 백신 접종의 경우 임산부를 최우선적으로 고려할 것이 아니라 가장 나중으로 미뤄도 괜찮다. 자녀를 8~9명씩 키우던 옛날부터 남성보다 여성이 오래 사는데, 저개발국가든 선진국이든 그런 경향과 반대되는 나라는 한 곳도 없다.

여성은 아이를 낳는다는 전제로 많은 림프구를 가지고 태어난다. 따라서 임신이 그렇게 부담되는 일은 아니며 림프구 수도 많아 면역력도 높아지기 때문에 피부가 하얗고 통통한 것이다. 임신과 출산이라는 혹독한 체험을 미연에 예지하고 그에 맞춰 몸이 만들어지는 것이다.

생활 속의 지혜1: 몸을 따뜻하게 해 병을 치유한다

우리가 병에 걸리는 데는 원인이 있고 병에 걸렸을 때 몸은 통증과 발열 등과 같은 반응을 일으켜 나으려고 한다는 것을 이제 이해했을 것이다.

예컨대 허리 통증은 무리하게 일하거나 운동을 했을 때 허리 근육에서 혈류장애를 일으키기 때문에 통증이 나타난다. 결국 통증이 나타나는 것은 혈류를 회복하기 위한 반응이다. 거기에 파스를 붙여 혈류를 막아버리면 일시적으로는 통증이 감소하지만, 스스로 나을 기회를 잃고 만다.

농부의 경우 고된 추수가 끝난 뒤에는 무릎도 허리도 욱신거린다. 옛날부터 일본인은 근처 온천에서 뜨거운 물에 몸을 담그면서 요통이나 무릎관절통을 치유하고 혈류를 증가시켰다. 화상도 열을 식히면 편하지만 화상을 입었다고 해도 일주간이나 차게 식혀서는 안 된다. 화상이나 햇볕에 그을렸다면 고통스러운 증상을 억지로 중단시키기보다는 저절로 낫기를 기다려야 한다.

의학이라는 이름으로 치료하기 이전부터 인류는 경험에 의해 터득한 지혜를 발휘하여 치유해왔는데 의약학 기술이 지나치게 발달한 나머지 인간 본연의 치유력을 간과하고 있다. 예컨대 현재 대학에서는 약의 이름이나 작용을 외우거나 병명과 연관시킬 궁리만 할 뿐 인간이 가진 기본적인 힘에 대한 지식을 도외시하고 있다.

의료 종사자의 입장에서는 대증요법에 대한 지나친 의존에서 벗어나야 한다고 생각한다. 미래의 의료란 '몸에 나타나는 반응은 나쁘지 않다'는 관점에서 우리 몸이 보이는 반응을 그대로 받아들여야 한다. 앞으로 증상의 원인이 되는 무리한 생활이나 잘못된 환경에서 벗어나도록 조언하는 의료가 되어야 한다.

환자들 역시 병원에 갈 때 기본적으로 안 좋은 몸 상태에 대해 지나치게 강조하거나 호소하지 않는 것이 스스로를 지키는 방법이다. 증상에 사로잡히는 것이 아니라 생활이나 삶의 자세를 보다 건강하고 행복하게 대체하는 것이 약을 끊는 방법이다. 그것도 악을 쓰고 하는 것이 아니라 좀 더 자신의 몸이나 치유력을 믿고 인내하며 기다려야 한다.

생활 속의 지혜2: 복근을 단련하고 빨리 걷는다

옛날 아이들은 얇은 옷을 입고 밖에서 놀았다. 그렇지 않아도 대사가 활발하고 체온도 높은데 뛰어놀아 열이 더 발생하기 때문에 얼마나 열을 발산하는지가 관건이다. 그래서 옛날 사람들은 아이들의 양말을 벗기거나 얇은 옷을 입혀 키웠다.

지금은 실내에서 지내는 시간이 많기 때문에 열이 발생하지 않아 얇은 옷은커녕 두껍게 입지 않으면 추워 견딜 수 없다. 열을 만드는 근육도 적어졌기 때문에 저체온이 된다. 젊은 여성 사이에 요가나 홀라댄스처럼 몸을 움직이는 취미가 유행하고 있는데, 그런 사람들은 역시 건강하다. 그런데 일만 하는 여성은 근육을 사용하지 않기 때문에 서서히 저체온이 되어간다. 근육이 적기 때문에 냉증으로 고민하는 것이다. 특별한 운동을 하지 않아도 취미로 몸을 움직이는 여성은 땀을 흘려 신진대사가 좋기 때문에 매우 발랄하다.

남성은 여성과 비교하여 기본적으로 근육의 양이 많기 때문에 본래는 냉증으로 고민하지 않지만, 지금은 남성도 냉증인 사람이 많다. 그런 남성은 몸을 단련하지 않기 때문에 자신의 근육으로 몸을 지탱하지 못해 등이 구부정하고 목이 거북목처럼 된다. 자세나 외양만 보고도 '저체온'이라 판단할 수 있다.

먹이를 찾아 쉴새 없이 돌아다니는 동물들은 생명력으로 넘친다. 우리도 동물이기에 운동하지 않고서는 건강을 유지하기 어렵다. 같은 나이의 노인이라도 수많은 약을 먹으며 병원에 다니는 사람과 밭일로 몸을 움직이는 사람은 완전히 다르다. 우리는 '몸을 움직인다'는 건강의 기본 철칙을 잊어서는 안 된다.

복대로 배를 따뜻하게 하는 것도 좋지만 가장 좋은 것은 자신의 복대 역할을 하는 복근을 단련하는 일이다. 복근·배근(등 쪽 근육)은 빠르게 걷고, 계단을 오르내리며, 무거운 것을 드는 등 일상적인 활동으로도 얼마든지 단련할 수 있다.

또한 체력을 단련하는 것도 냉증이 없는 몸만들기에 공헌한다. 예컨대 100미터 달리기 선수가 달리는 모습을 보면 전혀 흔들림이 없다. 그것은 근육이 단련되어 있기 때문이다. 복근·배근이 몸을 완전히 고정하기 때문에 손발이

회전해도 몸 전체가 흔들리지 않는다.

직접 빠른 걸음으로 걸어보면 알겠지만, 천천히 걸을 때보다 복근이 당겨져 몸이 흔들리지 않는다. 냉증이 없는 몸으로 건강을 유지하고 싶다면 느긋하게 산책하지 말고 복근과 배근에 힘을 주어 중심을 잡고 빠르게 걸어야 한다.

빠르게 걷기를 많이 하면 평균수명이 2~7년 정도 늘어난다고 미국국립암연구소의 스티븐 모어 박사가 발표하기도 했다. 활발한 신체활동을 지속적으로 하면 그만큼 수명연장에 도움이 된다는 것이다.

생활 속의 지혜3: 자세를 바꿔 냉증을 떨쳐낸다

빠르게 걷거나 달려도 좋지만 뚱뚱한 사람들이 갑자기 달리면 심장에 무리가 간다. 지금이라면 나도 얼마든지 달릴 수 있지만 앞서 말했듯이 73킬로그램이었던 시절에는 무릎이 체중을 지탱하지 못해서 달릴 수 없었다.

비만이거나 과체중인 사람은 굳이 격한 운동을 하지 않아도 '자세교정'만으로도 얼마든지 복근과 배근을 단련할

수 있다.

올바른 자세를 위한 기본 개념은 배꼽을 허리 쪽으로 끌어당겨 허리를 반듯이 세우는 것이다(배꼽 아래 9센티미터 지점에 힘을 주면 같은 효과가 있다).

등 근육만 펴려고 해도 힘들고, 턱을 당기려고 하면 배근에서 힘이 빠진다. 그러나 어깨를 펴고 가슴을 살짝 앞으로 내밀면 배근이 펴지고 턱이 당겨지는 좋은 자세가 한 번에 완성된다. 좋은 자세를 유지하려고 한다면 복근도 배근도 긴장하기 때문에 저절로 단련할 수 있는 것이다.

바른 자세로 서기

나는 가끔 지압을 받으려 가는데 지압사로부터 '턱을 당겨라', '등을 펴라'는 말을 듣는다. 아무리 노력해도 자세가 안정되지 않지만 어깨를 펴고 가슴을 내밀기만 해도 자세가 안정된다. 그 자세로 빨리 걷기를 하면 저절로 활동량이 늘게 되고 겉보기에도 훨씬 젊어 보인다.

건강을 지키기 위한 노력에서 '너무 늦은 시점'은 없다. 지금 당장 실천에 옮기면 좋다. 이 자세 덕분에 복근과 배근이 탄탄해지기 시작하고 한층 강화된 운동을 소화할 수

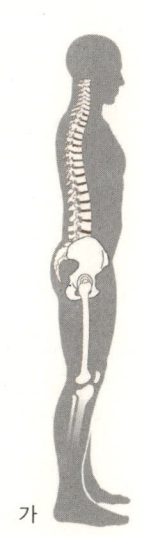
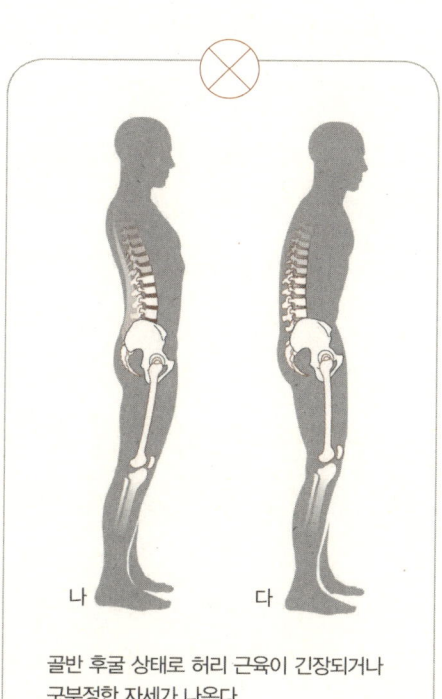

가
골반 전경 상태로 건강한 자세가 나온다.

나
다
골반 후굴 상태로 허리 근육이 긴장되거나 구부정한 자세가 나온다.

올바른 서기 자세

올바르게 서기 위해서는 일단 가슴을 펴고 턱을 자연스럽게 당겨야 한다. '나'처럼 배를 앞으로 내밀거나 '다'처럼 등을 앞으로 구부려도 좋지 않다. '가'처럼 골반을 앞으로 기울인다는 생각으로 엉덩이를 뒤로 살짝 당기면서 척추를 바로 세워야 한다.

있다. 이렇게 하고 나니 타격 연습장에서 일주일에 한 번씩 야구 방망이를 휘둘러도 예전처럼 힘들지 않았다.

그리고 매일 아침 가벼운 근육트레이닝을 하고 있다. 출장을 가도 투숙한 호텔에서 아침에 일어나면 가장 먼저 팔굽혀펴기를 하고 가라데의 지르기와 차기 연습을 하여 근육을 나름대로 단련하고 있다.

삶의 목표를 통해 한계를 뛰어넘다

최선을 다해 단련하는 것은 근육만이 아니다. 나는 뇌를 단련하기 위해 바둑을 두고 있는데 '아직 멀었다'고 생각하는 사이에 어느새 실력이 향상되어 있었다. 그러나 한계에 부딪힌 사람은 분명 있을 것이다. 물론 나도 어느 정도 수준 이상은 도달하기 어려울 것이다. 그것은 본인의 노력 부족이라기보다는 타고난 재능과 성장배경의 영향을 더 받기 때문인지도 모른다. 프로 바둑 기사라고 해서 누구나 정상에 서는 것은 아니며 평생토록 한 번도 타이틀을 따지 못하는 사람도 있다.

　누구에게나 아무리 노력해도 도달할 수 없는 수준이 있다. 노력하여 최고의 기사가 될 수 있었다면 모두 하부 요시하루(일본 장기의 최고수)처럼 되었을 것이다. 그렇게 되지 못한 이유는 자신의 노력 부족만이 아니라 우리가 알 수 없는 영역의 힘 때문인 것이다.

　근육 트레이닝도 그렇지만 취미에도 지금이 한계인지 아직 향상시킬 여지가 더 있는지 직관적으로 알 수 있다. '더 해낼 수 있다'면 더 노력하면 된다. 나는 지금 바둑 5단이지만, 얼마든지 6단이 될 수 있다고 믿고 있다. 바둑을 시작했을 때는 5단이 된다는 것 자체가 말도 안 되는 일이라 생각했는데, 5단이 되고서야 그리 대단한 일이 아니라고 생각하게 되었다. '굉장해!'라고 생각했던 5단도 일단 되고 보니 아직 성장할 가능성이 얼마든지 있다는 것을 깨닫게 되었다. 물론 나 자신도 언젠가는 한계에 부딪힐 것이다.

　인간은 한계에 도전하면서 자신의 능력을 어떻게 발휘할 수 있을지에 대해 스스로 터득하고 연구하게 된다. 그리고 그 과정에서 성취감과 행복감을 느낀다. 가지고 있는 능력을 최대한으로 이끌어내지 못하는 것은 자신의 능력을 사용하지 않기 때문인데 실로 안타까운 현실이다. 취미든 운동이든 '아직 해낼 수 있다'고 생각할 때 자기 나름의 최고점을 향해 노력해야 한다.

자신보다 실력이 없는 사람과 바둑을 두면 그다지 집중하지 않아도 얼마든지 이길 수 있기 때문에 마지막까지 차분하게 이길 수 있다. 그러나 자신보다 강한 상대와 맞서면 압박감을 느끼고 모든 능력을 총동원하지만 도중에 집중력이 흩어져 패닉상태에 빠지면서 자신의 한계를 절실히 깨닫게 된다. 이것은 프로도 마찬가지다. 질 때는 누구나 패닉에 빠져 더 이상 뇌 활동이 따르지 못한다. 나의 바둑처럼 자신의 한계를 깨닫고 패닉상태를 체험하게 하는 일이 있다면 장수의 밑거름이 될 수 있다.

4장

인체 구조를 알면 100세까지 장수한다

교감신경의 긴장이 암을 일으키는 이유는 저체온과 저산소, 혈액순환 장애와 과립구 증가가 일어나기 때문이다. 세포가 파괴될 땐다 혈류가 부족한 악조건에서 분열해야 하기 때문에 암을 촉진한다. 결국 면역력이 억제되어 암이 되는 것이다.

생로병사의 비밀은 여기에 있다

나는 지금까지 어떤 질병이든 혈류를 개선하여 체온을 올리면 나을 수 있다고 말했다. 분명 몸을 따뜻하게 하면 종합적으로 면역력은 높아진다. 그러나 동시에 교감신경과 부교감신경의 균형이 필요하고 몸도 때때로 식혀주는 것이 좋다는 사실을 깨달았다. 그렇게 생각한 계기가 되었던 것이 우리의 세포에서 이루어지는 '해당계'와 '미토콘드리아계'의 에너지 생성 시스템이다.

그렇다면 이 두 가지 에너지 생성 시스템이란 구체적으로 무엇인가?

- **해당계**

산소가 거의 없던 고대 지구에 살던 생명체의 흔적이다. 세포질에서 산소 없이 포도당을 사용하여 에너지를 생성한다. 순발력이나 무산소운동과 관련 있다. 해당계에서는 세포분열이 왕성하다. 가장 활발하게 일하는 조건은 33도로 보통 체온보다 낮다.

- 미토콘드리아계

　산소가 풍부해진 지구에서 태어난 새로운 생명체의 시스템. 세포 내의 미토콘드리아가 산소와 영양을 통해, 또 구연산회로와 전자전달계에서 에너지를 생성한다. 지구력과 유산소운동과 관련 있다. 미토콘드리아가 풍부하게 존재하는 세포는 분열이 느리다. 가장 활발하게 일하는 조건은 보통 체온보다 조금 높은 38도다.

　질병의 수수께끼도, 암의 수수께끼도, 노화의 수수께끼도, 생명 탄생의 수수께끼도, 모두 여기에 집약되어 있다.

해당계 : 위기를 극복하기 위한 순발력 시스템

　간단히 말하면, 인간의 세포는 '해당계'와 '미토콘드리아계'의 두 종류의 발전소를 가지고 있다. 해당계는 산소를 사용하지 않고 에너지를 생성하는 발전소로 단거리 달리기처럼 순식간에 힘을 내는 무산소운동을 맡고 있다.

　발전력에는 혈류도 크게 관여하고 있다. 흔히 혈관은 혈액을 흘려보내기 위해 있는 것이라 생각하지만 혈액의 흐름을 멈추게 하는 것도 혈관이 하는 일이다. 모세혈관에 혈액이 흐르면 얼굴색도 좋아지는데, 얼굴색이 나쁜 사람은 모세혈관에 혈류가 거의 멈춰 있다. 적혈구의 직경은 8마이크론, 모세혈관의 직경도 8마이크론이다. 왜 밀치락뒤치락 하듯 흐르지 않으면 안 되는 것일까? 사실 혈액은 항상 흐르고 있는 것이 아니다.

굵은 혈관은 심장의 펌프질 덕분에 흐르고 있지만 모세혈관에서는 혈류가 멈춰 있기도 한다. 혈류에 대해 조사해 보면, 얼굴색이 좋은 사람을 화나게 하면 혈류가 순간적으로 멈춘다. 우리가 갑자기 큰 충격을 받으면 얼굴에 핏기가 사라지고 얼굴색이 죽는 이유다.

왜냐하면 위급한 순간에 모세혈관에 혈액 공급을 멈추지 않으면 순발력이 생기지 않기 때문이다. 해당계는 혈액의 흐름을 멈춤으로써 무산소와 저체온의 조건을 만드는 작용을 한다. 100미터 달리기 경주도, 화를 내는 것도 순발력이 필요하다. 결국 순발력은 위기를 극복하기 위해 필요한 힘이다. 위기를 극복하고 상대를 공격하거나 위험한 상대로부터 도망치기 위한 기민한 동작은 혈액 공급을 멈추지 않으면 불가능하다.

　온화한 사람은 늘 혈류가 흐르지만 기백이 있는 사람은 힘을 내기 위해 때때로 혈액의 흐름을 멈춘다. 혈류가 멈추는 동시에 적혈구가 구슬처럼 이어져 혈액의 흐름을 막는다. 따라서 혈액이 끈적이지 않는 것이 건강에 좋다고 말할 수 없다. 혈액이 멈추거나 적혈구가 구슬처럼 이어져 혈류를 차단하지 않으면 순발력이 떨어지고 갑자기 힘을 낼 수 없다.

미토콘드리아계 : 무병장수를 위한 지구력 시스템

해당계와 반대로 미토콘드리아계는 산소를 사용하여 에너지를 생성하는 발전소로 장거리 달리기나 에어로빅처럼 지속적인 유산소운동을 담당하고 있다.

　미토콘드리아가 많은 곳은 심근인데, 하나의 세포에 미토콘드리아가 5,000개 정도 있다. 심장은 지속력이 극도로 중요한 세포·기관이기 때문이다. 골격의 적색근(지속적 활동이 요구되는 부위의 근육)과 뇌신경도 미토콘드리아가 많이 포함되어 있다. 언제나 쉬지 않고 일하는 것은 심근, 골격의 적색근, 뇌세포이다. 자고 있을 때도 꿈을 꾸기 때문에 뇌는 의외로 많은 일을 한다.

미토콘드리아가 많은 곳은 열이 많아 심장의 체온은 거의 40도에 육박한다. 적색근도 마라톤 같은 운동을 하면 45도까지 상승한다. 미토콘드리아는 굉장히 따뜻한 곳에서 살면서 일하는 셈이다.

이처럼 우리 몸에는 차가운 세상과 따뜻한 세상이 있다. 화가 나거나 이해할 수 없는 현상에 맞서기 위해서는 때때로 불필요한 혈류를 멈출 수 있어야 한다. 자동차 엔진으로 비유해보면 연비는 미토콘드리아계가 압도적으로 뛰어나지만, 반대로 순간 가속력(순발력)은 해당계가 월등히 뛰어나다.

이 기능에는 지구 진화의 역사가 깊이 관련되어 있는데, 해당계와 미토콘드리아계가 합체한 발전시스템은 약 20억 년 전의 지구에서 태어났다. 현재 지구의 대기는 산소가 21퍼센트, 나머지는 거의 질소인데 20억 년 전의 산소 농도는 2퍼센트에 불과했다. 그 무렵부터 엽록체의 선조가 산소를 만들기 시작했다. 우리 선조에 해당하는 세포는 산소가 없는 세계에서 살았다. 그런데 그 산소를 이용하여 에너지를 만드는 미토콘드리아와 합체한 덕에 우리의 선조 세포는 산소 농도가 계속 상승하는 환경 속에서도 생존할 수 있었다.

미토콘드리아는 없어서는 안 되는 세포 내의 기관이지만, 원래는 세포와는 다른 미생물이다. 그것이 세포 안에 살게 된 것이다. 산소가 부족한 시대의 생명 구조(무산소 호흡)와 산소가 많이 발생한 이후의 생명 구조(유산소 호흡)는 환경이 전혀 다른 지구에서 태어난 것이다.

미토콘드리아계가 극도로 활성화되면?

최근 몇 년간 여름철이 되면 자주 화제가 되는 '열중증'은 미토콘드리아의 과잉 활성화 때문에 일어난다. 열중증이란 비정상적인 고온 환경에서 체온조절이 흐트러져서 일어나는 병으로 열사병, 열경련 등이 있다. 미토콘드리아는 산소를 운반하는 호흡효소 시토크롬 C(cytochrome C)를 세포 밖으로 배출하고 세포를 죽이는 '세포 자살(apoptosis)'이라는 현상을 일으킨다. 그것이 집단으로 일어난 것이 열중증이다.

직사광선을 쬐지 않아도 욕조에서도 열중증이 일어날 수 있는데, 그 원인은 미토콘드리아의 기능이 한계에 다다랐기 때문이다. 열중증, 열사병, 욕조 안에서 일으키는 현기증은 미토콘드리아가 한계까지 활성화된 상태로 몸 속 세포를 죽이기 때문에 나타난다.

세포 차원에서는 세포 자살, 개체 전체로는 '죽음'에 이른다. 미토콘드리아가 많은 신체 부위는 심장근육이나 뇌 신경이라 심장이 공격받을 가능성이 높아 심정지가 되어 사망하는 것이 열중증의 메커니즘이다.

체온을 낮추기 위해서는 땀을 배출해야 하는데, 땀은 염분과 함께하지 않으면 방출할 수 없다. 그 때문에 대량의 나트륨이 사용된다. 따라서 염분을 무작정 줄이는 것은 건강한 생활을 꿈꾸는 중장년에게 위험한 선택이 될 수 있다.

앞으로 매년 더운 여름이 이어질 텐데, 그것을 견디기 위해서는 미토콘드리아를 증가시켜야 한다. 고교 야구부 선수처럼 훈련하고 염분과 수분을 섭취하면 미토콘드리아도 증가하여 얼마든지 더위를 극복할 수 있다.

거의 밖에서 놀지 않고 냉방이 잘된 방 안에서 지내는 사람은 땀을 잘 흘리지 않기 때문에 온전히 에어컨에 의존하는 몸이 되어버린다. 그런 사람은 미토콘드리아가 증가하지 않기 때문에 강한 부담을 떠안게 되고 밖에 나갔을 때 쉽게 열중증이 된다.

노인은 많이 먹지 않아도 지구력이 있다

해당계는 순식간에 에너지를 만들 수 있지만 연비가 나쁘다. 반대로 미토콘드리아계는 안정적으로 에너지를 생산하고 연비가 매우 좋다. 그 외에도 해당계는 세포분열을 촉진하고 미토콘드리아계는 세포분열을 억제하는 성질이 있다.

앞에서 설명한 바와 같이 미토콘드리아계는 체온이 37~38도, 해당계는 33도라는 낮은 온도에서 가장 활발히 기능한다. 양쪽의 사용비율은 거의 1대 1인데, 나이를 먹으면서 차츰 변한다. 어린 시절에는 해당계가 우위인데 세포 분열도 왕성하기 때문에 활발하게 기능한다. 왕성한 분열로 몸집은 커지지만 연비가 나빠서 아무리 먹어도 금방 허기지고 의외로 지구력이 없다.

그러나 나이를 먹을수록 미토콘드리아계가 주체가 된다. 그 때문에 매우 연비가 좋아지고 많은 음식을 섭취할 필요가 점차 없어진다. 지구력은 높지만, 세포의 분열은 차츰 적어진다. 따라서 노인이 되면 '피부세포의 분열이 적어졌다'고 말할 수 있을 정도로 피부가 푸석해진다. 나이를 먹을수록 음식량이 줄어드는 것은 체력이 떨어지기 때문이 아니라 먹을 필요가 없기 때문이다.

나이가 들면 순발력이 떨어지기는 하지만 지구력은 그다지 약해지지 않는다. 따라서 나이가 들어서는 에너지 효율이 좋고 지구력을 강점으로 하는 노인의 특성을 살려 사회에 봉사할 수 있다. 70~80대가 되면 연비가 좋은 미토콘드리아가 우리 몸을 지탱하기 때문에 먹는 양은 적어도 문제될 것이 없다. 노인이 되어서도 간식이 필요한 사람이 있지만, 본래 아무것도 먹지 않는 신선의 세계가 가장 이상적이다.

여자는 따뜻한 곳에 살아야 장수한다?

우리는 높은 체온만을 필요로 하지 않는다. 미토콘드리아가 적어도 분열하는 해당계 세포의 대표로 정자를 꼽을 수 있다. 정자의 수를 증식시키기 위해서는 고환을 적당히 차게 하는 것이 중요하다. 가장 추운 겨울, 일본 각지에서는 남자들이 속옷 한 장만 입고 즐기는 누드축제가 열리는데, 그것도 정자를 증가시키고 자손번영을 위한 축제라 할 수 있다.

요즘 젊은 남성들의 경우, 정자의 숫자가 줄어드는 경향이 있는데, 이것은 통풍이 잘되지 않는 꼭 끼는 속옷을 입고 있기 때문일지도 모른다. 백색근이나 정자에는 미토콘드리아가 적어 한 개의 세포에 미토콘드리아의 수가 100~200개 정도다.

이런 맥락에서 뱃속의 태아는 해당계에 유리한 저산소 환경에서 미토콘드리아의 기능을 억제하면서 분열을 한다 (태아의 분열 속도와 암세포의 분열 속도는 거의 같다). 태아 세포의 2분할, 4분할까지는 미토콘드리아가 많이 발견되지만, 분열의 최종단계, 태아성장기에는 미토콘드리아는 거의 발견되지 않는다. 저산소가 되어 미토콘드리아의 기능이나 분열을 멈추기 때문이다.

포유동물은 어떻게 미토콘드리아의 작용을 억제할 수 있었던 것일까? 그것은 태반을 통해 산소분압(산소만의 압력)을 낮추는 방법을 취했기 때문이다. 포유동물은 태반을 통해 어미의 혈액을 직접 태아에 공급하는 것이 아니다. 정맥을 통해서 공급하기 때문에 산소 농도는 4분의 1까지 뚝 떨어진다. 이 같은 저산소에서는 태아의 산소분압이 낮아 미토콘드리아의 기능과 자기분열을 낮춘다. 그 힘으로 미토콘드리아의 기능을 억제하고 분열하는 것이다.

피부도 세포분열의 세계인 해당계에 포함된다. 미토콘드리아가 적은 피부를 튼튼하게 하기 위해서는 추위에 노출시킬 필요가 있다. 옛날부터 냉수마찰이나 동계훈련으로 단련하거나 '아이는 바람의 아이'라 하여 밖에서 피부를 차게 하는 것이 건강의 비결로 여겨졌다.

옛날에는 겨울에도 아이에게 '밖에서 놀라'고 말했다. 그렇게 피부는 두꺼워지고 튼튼해져 겨울에도 맨발로 지낼 수 있을 정도로 건강했다. 우리 몸은 무조건 따뜻하면 좋다고 말할 수 있을 만큼 단순하지 않다. 적재적소를 차게 식

활성산소를 줄이는 생활 습관

- 소식을 하고 칼로리를 제한한다.
- 항산화성분이 많이 포함된 과일과 녹황색 채소를 즐겨 먹는다.
- DHA, EPA 등 오메가-3 지방산이 풍부한 생선을 즐겨 먹는다.
- 음식물을 충분히 씹어 식사시간을 늘린다.
- 담배연기, 대기 중 오염물질 등 유해물질 흡수를 줄여야 한다.
- 지나친 스트레스를 피하고 정기적으로 운동과 취미활동을 즐긴다.

*활성산소를 줄이는 대표적 항산화물질에는 비타민 C·E와 베타카로틴, 셀레늄 등이 있다. 비타민 C는 양배추와 키위 등의 야채와 과일에 많고 비타민 E는 해바라기씨나 아몬드와 같은 견과류에 많이 들어 있다. 베타카로틴은 양배추, 당근, 토마토, 고구마, 호박 등에 주로 들어 있다. 셀레늄은 각종 해산물에 풍부하게 들어 있다.

혀줘야 제 기능을 발휘하고 건강해지기도 한다.

해당계의 생명체는 산소를 싫어하지만, 산소를 좋아하는 미토콘드리아가 기생하는 신체는 산화에 의하여 서서히 노화되어간다. 그리고 마지막에는 죽음에 이른다. 60세가 넘은 나도 오래지 않아 부쩍 늘어난 활성산소로 인해 세상을 떠나게 될 것이다.

노화하여 죽으면 자손을 남길 수 없다. 그 때문에 여성은 미토콘드리아 생명체의 대표선수인 난자를, 남성은 해당계 생명체의 대표선수인 정자를 만들어 다시 한 번 합체를 꾀한다. 이것이 생명 탄생의 신비로운 과정이다. 미토콘드리아가 많은 난소와 미토콘드리아가 거의 없는 정자가 합체하기 위해 미토콘드리아의 유전자는 어머니를 통해서만 이어진다.

여성은 미토콘드리아가 많은 난자를 키우고, 남성은 미토콘드리아가 적은 정자를 키우고 있다. 그 때문에 여성은 따뜻한 세계에서 살아가도록 되어 있고, 남성은 추위 같은 과혹한 환경에서 살아갈 수 있다.

여성은 임신할 수 있는 연령이 되면 난자를 몸 안에서 따뜻하게 하여 미토콘드리아를 증식한다. 남성은 정자를 만들어 다른 신체부위보다 차가운 곳에 보관한다. 이것은 남녀의 수명과도 관련이 있다.

일본에서 여성이 가장 오래 사는 곳은 따뜻한 오키나와 지역이다(오키나와 남성의 수명은 일본에서 26위 정도다). 반대로 남성의 수명이 긴 지역은 높은 지대로서(저지대보다 공기가 희박한) 나가노 현이다. 미토콘드리아계에 유리한 환경은 오키나와, 해당계에 유리한 환경은 나가노 현이라 할 수 있다. 여성의 입장에서는 냉증을 막고 미토콘드리아가 많은 난자를 키우기 위해 따뜻한 곳이 좋다.

남자와 여자는 건강해질 수 있는 기후 조건이 다른 셈이다. 따라서 오래 살고 싶다면 여자는 따뜻한 남쪽에서 살고, 남자는 산에서 사는 것이 좋다. 남자와 여자는 이렇게 다른 시스템의 영향을 받는다.

암세포는 저체온 · 저산소 상태에서 생긴다

우리는 유아기, 청년기를 거쳐 성인이 되고 늙게 되는데,

인생의 흐름 속에서도 해당계와 미토콘드리아계의 사용법이 다르다.

엄청난 순발력으로 뛰어다니는 아이는 해당계가 우위로 세포분열도 빠르기 때문에 쑥쑥 성장하는데, 해당계는 에너지 효율이 나빠서 많이 먹지 않으면 안 된다. 세 끼를 먹어도 부족하기 때문에 10시에 간식, 3시에 간식을 챙겨 먹어야 몸이 필요로 하는 에너지를 공급받을 수 있다.

세상에 숱하게 있는 건강법에도 '하루 두 끼가 좋다'는 설과 '아침밥을 꼭 먹고 세 끼를 챙겨먹는 것이 좋다'는 설이 있지만 아이는 해당계이기 때문에 절대 아침밥을 거르면 안 된다. 아침밥에 간식까지 먹지 않으면 안 될 정도로 성장기에는 영양 섭취가 중요하다.

아동기에는 아침밥을 잘 챙겨먹고 배가 고프면 간식을 먹는 것이 좋다. 그러나 성장기가 멈추는 15세부터 18세 정도가 되면 세포분열은 피부나 골수, 장관 등에 한정된다. 이 시기는 해당계와 미토콘드리아가 1대 1이 되는 20대부터 60대까지의 성인기다. 이 시기에는 순발력도 있으면서 지구력도 있어 아무리 바빠도 충분히 견딜 수 있다.

해당계와 미토콘드리아가 균형을 이룬 시기에는 사람들

> 부모 세대에서 사라진 특성이 다시 나타나는 것을 말하는데, 즉 부모의 형질에는 없으나 조상에게 있었던 것이 세대를 건너뛰어 손자 세대 이후에 나타나는 유전 현상이다. 격세 유전에는 돌연변이로 생긴 형질이 우연히 조상의 형질과 일치하는 경우, 교잡에 의한 유전자의 재조합에 따라 나타나는 경우가 있다.

이 한창 열심히 일하는데, 이때 해당계에 치우쳐 있는 사람이 많다. 늦게까지 일한 뒤에 동료 직원들과 술을 곁들여 회식을 하고 자기 전에도 라면이나 과자로 군것질을 하는 사람이라면 해당계가 훨씬 우위를 점하게 된다.

조화의 시대에 음식을 많이 섭취하면 해당계에 힘이 비대해진다. 그런 사람들의 얼굴색이 나쁜 이유는 저체온, 저산소이기 때문이다.

생화학자인 오토 바르부르크(Otto Heinrich Warburg)는 80여 년 전에 암에 대해 '미토콘드리아가 적고 정자나 태아 세포처럼 분열 세포와 비슷한 해당계의 생명체일지 모른다'는 말을 남겼다. 악당 취급을 받는 암세포는 미토콘드리아가 매우 적고 해당계로 에너지를 만드는 세포다. 따라서 암은 결코 악당이 아니라 미토콘드리아계에서 해당계로 격세유전(隔世遺傳)한 것이라 할 수 있다.

격세유전한 세포는 산소가 없는 곳에서 살았던 해당계의 선조와 같다. 20억 년 전에 미토콘드리아 생명체와 합체하여 산소를 사용하게 되었지만, 원래 산소를 싫어한다. 결국 교감신경이 긴장한 채 저체온·저산소인 내부 환경이 형성되는 생활을 하면 20억 년 전으로 돌아갈 수 있다.

거듭 말하지만, 암은 특별한 세포가 아니라 저체온·저산소에서 생존하기 위한 전략으로서 '격세유전'을 택한 돌연변이로 볼 수 있다. 이런 맥락에서 암은 원인불명의 질병이 아니다.

UV 차단? 자외선을 너무 미워하지 말자

암은 미토콘드리아가 거의 없는 상태인데, 다시 한 번 미토콘드리아를 분발시켜 암을 억제하기 위해서는 어떻게 하면 좋을까?

미토콘드리아가 가장 좋아하는 물질은 산소이고, 활성화시키는 것은 햇볕과 미량의 방사선이다. 우리가 햇볕을 쬐면 활력이 샘솟는 것은 자외선이 미토콘드리아의 에너지 생성을 촉진시키기 때문이다. 햇볕을 쬐지 않으면 미토콘드리아는 활성화되지 않는다.

나는 여름철에 바닷가에서 1시간 정도 햇볕을 쬔다. 햇볕을 쬐지 않고 여름을 나면 피부에 탄력이 사라지고 자외선을 쬐지 않은 탓으로 창백하고 칙칙한 피부가 되어버린다. 햇볕이 닿으면 피부에 힘이 생기는데 그것은 미토콘드리아에 의한 것이다. 미토콘드리아를 가장 활성화시키는 것은 자외선인데 이것이 지나치면 일사병이 된다. 그러나 햇볕을 적당히 쬐면 미토콘드리아가 활성화되어 피부가 튼튼해지고 비타민 D가 생성되어 뼈도 단단해지는 등 놀라운 변화가 일어난다.

아프리카인이나 인도인처럼 피부가 까무잡잡한 사람은 일조시간이 짧은 영국으로 이주하면 어른은 활기를 잃고 갓 태어난 아이는 치아가 잘 나지 않는다. 영국의 햇볕으로는 그들이 건강을 유지할 수 없을 만큼 자외선의 양이 적은 것이다. 피부가 검은 인종은 열대지방에서 건강을 유지할 수 있도록 진화되어왔다. 햇볕의 힘으로 피부와 뼈가 튼튼하고 근육이 단단해지는데, 자외선의 양이 적은 북쪽 지방에서는 생활할 수 없다.

반대로 냉대기후에 적응하여 피부가 흰 인종이 미국의 남부지역이나 호주로 이주하면 자외선으로 인하여 피부암이 되거나 백내장이 되는 경우가 있다. 자외선이 적으면 생명력을 생성하는 미토콘드리아를 유지할 수 없고, 너무 많으면 미토콘드리아가 과잉 활성화되어 기미가 생기거나 피부에 변형이 일어난다.

그러나 현대인들은 자외선의 폐해만을 강조할 뿐 자외선의 순기능에 대해서는 무지하다. 자외선이 없으면 생명 자체가 존속할 수 없는 위험에 빠지고, 아이들의 뼈나 피부, 뇌의 발달까지 더뎌진다. 그것을 깨달은 나는 자주 피부를 살피고 '자외선이 부족하다, 생명력이 부족하다'고 생각하면서 매년 해수욕을 즐기고 있다.

지나치면 새빨갛게 되어 가려움이 나타나고 더 심하면 피부가 벗겨지는데, 피부의 반응을 보면서 지나친 해수욕을 삼가고 가급적 적당히 햇볕을 쬐고 있다. 해수욕을 한 뒤에 시간이 지나면 검게 변하는 것이 정상적인 반응인데, 일단 검게 변한 피부는 4~5일 뒤에 벗겨진다. 유전적으로 까무잡잡한 체질의 사람은 쉽게 타도 잘 벗겨지지 않지만, 피부색이 하얀 체질의 사람은 빨갛게 붓는 경향이 강해 자신의 특성에 맞춰 햇볕을 쬐도록 한다.

태닝을 꺼리는 여성이 많지만 천천히 햇볕에 그을린 검은 피부는 건강하다. 주위 사람들에게 '생명력으로 가득한' 사람으로 보이는 것도 자외선의 힘이다. 자외선은 무조건 나쁘다고 차단할 것이 아니라 한껏 햇볕을 쬐고 스스로 생명력으로 채워야 한다. 햇볕을 쬐지 않으면 그만큼 피부는 힘을 잃는다. 자외선의 힘이 까무잡잡하고 건강한 80대 어부를 만든다.

피부의 탄력, 뼈의 힘, 근육의 힘, 그리고 뇌의 힘은 모두 미토콘드리아가 만들어낸 결과로 심장도 근육도 튼튼해진다. 갑자기 자외선을 쬐면 반점이 되기 때문에 자신의 피부 감수성을 고려하여 피부가 하얀 사람은 10~15분 정도 적당히 온몸으로 햇볕을 받는다. 단순히 까맣게 태우는 것이 아니라 생명력이 느껴지는 매력적인 피부를 목표로 하자.

인간은 방사선을 에너지로 활용한다

햇볕은 감마선, X선, 자외선, 가시광선, 적외선, 전파 등 많은 전자파 성분을 가지고 있다. 파장이 짧은 빛은 에너지가 높고 파장이 긴 빛은 에너지가 낮은데, 에너지가 높은 쪽이 미토콘드리아를 활성화시킨다.

예컨대 우주선이나 다마가와 온천(아키다 현에 있는 방사선 라듐을 함유한 온천)의 방사선을 쬐면 미토콘드리아는 활성화된다. 자외선도 에너지가 높지만 우리 주위에 있는 전파 중에는 그만한 힘을 가진 것이 없다.

그 밖에 에너지가 되는 방사선을 방출하는 것으로는 칼륨 40이 있다. 우리 몸에 닿는 자연방사선 중 가장 많이 들어 있는 것은 칼륨으로 해조류, 바나나, 아보카도에 풍부하게 들어 있다. 칼륨의 원자량은 39이지만, 이 칼륨 전체의 0.012퍼센트에 방사선을 방출하는 칼륨이 있다. 보통 칼륨보다 중성자가 1개 많은 칼륨 40이 그것이다.

우리는 태양의 자외선만이 아니라 방사선을 방출하는 채소에서도 0.012퍼센트의 칼륨을 섭취하고 있다. 칼륨 40은 중성자가 한 개 많기 때문에 불안정하지만 중성자를 전자와 양자(프로톤)로 나누는 과정을 거치면서 미량의 방사선을 체내에 방출한다. 그때의 방사선을 사용하여 전자전달계가 작용하기 때문에 미토콘드리아계는 섭취한 음식이 연소한 이상의 에너지를 생성한다.

결국 미토콘드리아는 칼륨 40 같은 미량의 방사선을 체내에 흡수하여 세포를 움직이는 것이다. 이것은 섭취한 것보다 큰 에너지를 생성하기 때문에 효율이 좋은 에너지 생성이 가능하다. 섭취하여 일단 체내 세포질에 들어온 칼륨 40은 세포 안을 방사선으로 가득 채워 활성화시키고 대량의 에너지를 생성한다.

무한히 있는 칼륨을 사용하기 때문에 에너지원은 무한하고, 방사선의 에너지는 무궁무진할 뿐 아니라 연소가스가 발생하지 않는 그린 에너지로 몸을 지치게 하지 않고 암이 되지도 않는다. 신선처럼 소식을 해도 건강한 것은 이 같은 시스템이 우리의 체내에 있기 때문이다. 우리는 채소를 먹음으로써 식물이 흡수한 칼륨을 섭취할 수 있다.

칼륨 40에서 나오는 방사선은 비거리가 짧고 1마이크론으로 약하기 때문에 채소 코너에 놓인 채소들을 손으로 만지는 것만으로는 방사선을 쬘 수 없다. 채소나 과일을 먹거나 녹즙을 마셔 칼륨을 세포에 흡수하면 미토콘드리아가 건강해지기 때문에 우리들도 건강해진다. 물론 칼륨 주사 때문에 심정지를 일으키는 경우도 있어서, 돌연사하지 않도록 칼륨의 흡수를 적당히 할 필요가 있다.

칼륨 전체의 0.012퍼센트가 칼륨 40이고, 중성자를 붕괴하고 베타선이나 감마선을 방출하여 미토콘드리아를 활성

음식에 들어 있는 칼륨 40의 방사선량(베크렐/kg)			
말린 다시마	2000	말린 표고버섯	700
포테이토칩	400	시금치	200
미역	200	소고기	100
생선	100	우유	50
맥주	10	쌀	30
식빵	0		

(출처 : 일본 과학기술청)

화시킨다. 인체 안에 존재하는 칼륨 40은 약 4000베크렐이다. 음식으로 흡수한 칼륨 40은 1일에 약 50베크렐이지만, 인체 안에 있는 여분의 칼륨은 배출된다. 이 칼륨 40에 의한 연간 피폭량은 0.17밀리시버트다.

미토콘드리아에 의한 전기 에너지가 우리의 에너지인데, 그것은 눈으로 볼 수 있다. 미토콘드리아가 많은 세포에 전극을 꽂으면 전기현상을 볼 수 있는데, 미토콘드리아가 가장 많은 심장은 심전도라는 형태로 볼 수 있다. 다음이 골격근으로 근전도라는 형태로 볼 수 있다. 또한 뇌파를 측정할 수 있는 뉴런도 비교적 미토콘드리아가 많다. 전기현상이 일어날 수 있는 곳은 미토콘드리아가 많다는 뜻이다. 정자는 미토콘드리아가 없기 때문에 음낭을 전극으로 꽂아도 전기현상은 일어나지 않는다.

암과 만성질환을 예방하는 3가지 원칙

숨 쉬지 않고 단숨에 달리면 우리 몸에는 피로물질이 쌓여 더 이상 달릴 수 없게 되는데, 암은 그것과 비슷한 몸 상태를 만든다.

혈액은 정맥혈류에서도 pH 7.3인 약알칼리성인데, 암환자의 정맥혈류를 조사해보면, 얼핏 보기에 검지만 산소가 적어 pH 7.2, 7.0의 산성으로 기울어 있다. 그처럼 산소가 적고 pH가 산성으로 치우친 체질에서는 저체온의 해당계가 어울린다.

암은 발암물질에 의해서 유전자가 상처 입은 결과가 아니라 저체온이나 산소가 충분하지 않는 체내환경에 적응

한 것이라 할 수 있다. 경우에 따라 '몸을 차게 하는 것도 중요하다'고 말했지만, 기초체온을 높이는 것이 무엇보다 중요하다. 몸의 안쪽부터 따뜻한 것이 이상적이지만, 즉시 효과를 얻을 수 있는 것이 아니기 때문에 열이 달아나지 않도록 따뜻하게 유지하면 도움이 된다. 단, 지나치면 역효과가 난다.

미토콘드리아는 체온을 37도~39도로 올리면 기뻐한다. 우리가 욕조에 들어가면 기분이 좋은 것은 37도의 체온이 39도까지 상승하기 때문이다. 그 기분 좋은 2도의 체온 상승으로 기뻐하면 '기분 좋다'고 말하는 것은 엄밀히 말하면 우리 자신이 아니라 바로 미토콘드리아다.

그러나 너무 따뜻하면 돌연사할 수도 있다. 일본에서 1년에 약 1만 명이 욕조의 뜨거운 물에 몸을 담근 채 사망한다. 따뜻하면 에너지를 효과적으로 만드는 미토콘드리아가 기뻐하지만, 지나치면 위험할 수 있다. 따뜻하면 대개의 질병은 낫지만 열중증이나 일사병처럼 미토콘드리아가 기뻐하는 한계를 넘었을 때, 우리는 목숨을 잃게 된다. 기분 좋은 수준을 과도하게 넘으면 위험한 것이다.

암이나 만성질환을 예방하고 개선하기 위해 필요한 핵

십 원칙을 정리하면 다음과 같다.

① 몸을 따뜻하게 한다(체온을 높인다)
② 심호흡을 한다(산소를 충분히 공급한다)
③ 채소를 많이 먹는다(칼륨을 많이 섭취한다)

그리고 다음 세 가지를 일상생활에서 잊지 않고 지킨다면 세포는 젊고 건강한 상태를 유지할 것이다.

- 너무 긴장하거나 너무 느긋하지 않는 생활리듬과 균형 있는 생활을 한다
- 적당한 유산소 운동(청소 같은 집안일로도 충분)을 한다
- 지나치게 고민하거나 걱정하지 않도록 마음먹는다

심호흡을 틈틈이 생활화해야 한다. 복식호흡이든 폐호흡이든 상관없지만, 이것이야말로 유산소운동이다.
암 억제에는 림프구, 과립구라는 면역세포, 그리고 교감신경, 부교감신경의 기능도 크게 관련되어 있다. 면역세포나 자율신경의 작용도 체온이나 혈류와 깊이 관련 있다는

것을 앞에서도 설명했지만 계속 반복하는 이유는 그만큼 중요하기 때문이다. 이에 덧붙여 잊지 말아야 할 사실은 면역세포 중 림프구는 장에서 만들어지기 때문에 장내환경 또한 건강해야 한다는 것이다.

수면시간과 질이 건강을 결정한다

앞에서 설명한 바와 같이 우리 인간은 직립보행을 하게 되면서 중력을 거스르고 그에 따라 필요로 하는 에너지양도 늘어났다. 중력에 거스를 힘이 없는 사람(환자)은 침대에 눕는다. 반대로 건강의 증거, 에너지가 있다는 증거는 '서는' 것이다. 서는 행위는 중력을 거스른다.

그런데 아무리 건강한 사람이라도 서 있기만 하면 역시 지친다. 예컨대 출퇴근길의 북적이는 전철에서 앉지 못해 2시간 이상 서 있으면 갑자기 피로가 몰려온다. 같은 2시간이라도 앉아 있으면 그렇게 힘들지 않다. 중력을 거스르는 것은 그만큼 교감신경이 긴장하여 에너지를 소비하는 일이다. 따라서 앉아서 일하는 사람보다 서서 일하는 사람이 몸을 망치기 쉽다.

서는 자세를 보면 몸 상태가 좋은지 나쁜지 한 눈에 파악할 수 있다. 몸 상태가 좋은 사람은 배근(등 근육)도 쭉 뻗어 있다. 그러나 몸 상태가 나쁜 사람은 자세가 나쁘다. 목이 조금 앞으로 나오고 어깨를 움츠리고 축 늘어진 느낌이다.

걷든 앉든 서든 좋은 자세로 있으면 쉽게 피로해지지 않는다. 바른 자세는 체중을 대부분 뼈만으로 지탱하는 상태이기 때문에 근력을 쓸데없이 사용하지 않는다. 나쁜 자세를 취하면 몸의 중심축에서 벗어나기 때문에 중력의 일부를 근력으로 받게 되고 쉽게 지친다. 평소부터 좋은 자세를 유지하면 잘 지치지 않고 교감신경 우위도 되지 않는다.

그래도 하루 종일 서서 활동하면 지친다. 결국 우리는 하루 한 번 중력에서 해방되는 자세를 취하고 있다. 그것은 바로 수면이다. 수면이 우리 건강에서 중요한 첫 번째 이유다. 보통 사람은 7~8시간의 수면을 취하는데, 업무량이 많고 고된 사람은 수면시간을 늘려야 한다. 예컨대 운동선수의 경우 올림픽에 출전하는 국가대표 선수는 연습시간이

길고 고되기 때문에 몸을 망치지 않기 위해서는 수면시간을 일반 사람보다 더 길게 가져야 한다.

힘든 훈련을 매일 소화해야 하는 씨름선수들은 '훈련 외에 취미는 무엇인가?'라는 질문을 받으면 몇몇은 '자는 것이 취미'라고 대답한다. 먹는 것과 자는 것, 힘든 훈련을 한 뒤에는 그만큼 중력에서 해방되어 쉬는 시간이 필요하다. 따라서 단순히 '자는' 것 이상의 효과가 수면에는 있는 것이다.

또한 폐로 호흡한 산소가 우리의 몸속 어디서 사용되는가 하면 앞에서 다룬 미토콘드리아다. 미토콘드리아가 가장 많은 곳, 에너지가 많은 장소는 심근이다. 따라서 너무 격한 운동을 하면 심장을 계속 사용하게 되어 극한에 다다르고 심근경색을 일으킬 수 있다.

심근에 이어서 미토콘드리아가 많은 곳은 뇌신경이다. 고민거리가 많은 사람은 하루 종일 그 고민으로 교감신경을 자극하고, 밤에 잠을 자지 못하면 뇌신경의 미토콘드리아는 쉴 틈이 없다. 그것이 우리의 정신을 극한에 이르게 하는 원인이다. 따라서 수면 시간을 충분히 확보하여 뇌신경을 천천히 쉰 사람은 건강을 유지할 수 있다.

우울증은 과연 나쁘기만 할까?

우울증에 걸린 사람에 대하여 많은 사람들이 '나쁜 병에 걸렸다'고 생각한다. 그러나 그렇지 않다. 우울증은 과혹한 환경에서 도망치기 위해 우리 몸이 선택한 하나의 전략일 수 있다.

만일 우울증의 원인이 되는 직장, 괴롭힘을 당하는 환경에 계속 있다면 더 위험해질 수밖에 없다. 몸에 위험을 초래하는 상황에서 도망치는 현상이 우울증이다. 우울증에 걸리면 '나쁜 병에 걸렸다'고 생각할 것이 아니라 '위험한 환경에서 자신의 몸을 지켰다'고 생각하는 것이 바람직하다.

우울증을 앓는 사람은 교감신경 긴장상태로 뇌신경의 미토콘드리아가 피폐해져 있기 때문에 우선적으로 쉴 필요가 있다. 충분히 쉰 뒤에는 안색이 좋아지도록 몸을 따뜻하게 해야 한다. 결국 입욕·온찜질·체조가 필요하다. 그리고 주변 환경을 정돈하고 식생활에서 스트레스 내성이 약해지는 일은 없었는지를 체크한다.

실력 있는 의사라면 단순히 우울증 증상을 극복하기 위해 항우울제에 의존하지 않고 환자가 어떻게 마음의 병에 대해서도 앓게 되었는지, 여러 조건을 정확하게 찾아내어 병을 고치려고 한다. 따라서 대증요법은 급할 때 잠시 사용하는 정도로 그치고, 앞으로의 의료는 몸의 건강은 물론 마음의 병에 대해서도 발병의 메커니즘을 고려한 근본적이고 통합적인 조언이 필요하다. 스트레스를 받기 쉬운 사고방식, 환자에게 정신적으로 미숙한 점이 있다면 그것도 조언할 수 있는 역량을 가진 의사가 이상적이다.

치유력을 높이기 위해 열을 내자!

동물의 직장 온도를 살펴보면 동물마다 체온은 각기 다르다. 체온이 높은 동물은 중력을 거슬러 하늘을 날아다니는 동물이다. 대사량이 많기 때문에 하늘도 날 수 있고, 병에도 잘 걸리지 않는다.

 인간은 평지를 걷는다면 꽤 먼 거리를 걸을 수 있지만, 산을 오르면 평지보다 쉽게 지친다. 중력을 거스르기 위해서 그만큼 많은 에너지를 사용하는 것이다. 우리의 체온은

36~37도로 거기서 만들어지는 에너지를 초과하여 무리한 생활을 하면 병에 걸린다. 병에 걸려 저체온이 되면 중력을 거스르지 못해 자리에 '눕는' 신세가 된다.

우리는 감기에 걸렸을 때 체온을 측정하는데, 질병과 관계없는 평소에도 체온을 측정하면 재미있는 사실을 알게 된다. 평균 36.5도지만 교감신경 긴장상태에서는 높게, 느긋하게 살아가는 사람, 즉 부교감신경 상태에서는 낮다.

체온을 측정하면 자신이 무리하여 살고 있는지, 편안히 지내고 있는지 여실이 드러난다. 생활방식이 체온을 결정하는 것이다. 무리하면 혈관수축에 의한 저체온이 되고, 느긋하면 대사억제에 의한 저체온이 되어 어느 쪽이든 병으로 이어진다. 동양의학에서는 '냉증은 만병의 근원'이라고 말하는데, 자율신경의 기능과 체온의 관계를 경험적으로 꿰뚫어보고 있는 것이다.

저체온에서 탈피하여 열을 내는 과정, 이것은 결국 병이 낫는 반응이다. 무리한 사람이 한차례 쉬었을 때에 나오는 '회복 반응'이 바로 발열이다.

건강한 사람과 아픈 사람의 체온을 측정한 그래프가 있는데, 20대부터 60대의 건강한 사람의 체온은 36~37도이다. 80세 이상의 노인에게는 35.8~36.6도 정도인데, 활동량이 낮아지거나 근력이 떨어지면 체온도 역시 내려간다.

체온이 유독 낮은 것은 암환자와 우울증 환자다. 암환자나 우울증 환자의 얼굴색이 나쁜 것은 저체온이기 때문이다. 암환자 중에는 체온이 높은 사람도 있는데, 37도 정도면 자연히 암이 작아지는 사람이 많고 우울증인 사람도 체온이 오르면 서서히 회복된다.

열을 내기 위해서는 욕조에 몸을 담그거나 체조를 하면서 적극적으로 노력해야 한다. '빨리 열이 났으면 좋겠다'며 마냥 기다릴 것이 아니라 발열할 계기를 만들어주면 우리 몸은 스스로 치유력이 생긴다.

암환자는 림프구가 적고 과립구가 너무 많다. 암에 걸린 사람은 보통 림프구가 20퍼센트 정도 되는데, 20퍼센트 아래로 떨어진 환자는 주치의로부터 '고칠 수 없다', '늦었다'는 절망적인 선고를 받고 림프구 수치가 더 뚝 떨어진다. 비관적인 견해만 내놓는 의사 곁에 계속 머물러 있으면 병의 진행은 더욱 빨라지기 때문에 그런 의사와는 작별을 고하는 편이 낫다.

암이 생기는 생활을 멀리하자!

교감신경의 긴장이 암을 일으키는 이유는 저체온과 저산소에 더하여 혈액순환 장애와 과립구 증가가 일어나기 때문이다. 세포가 파괴될 때마다 혈류가 부족한 악조건에서 분열해야만 하기 때문에 암을 촉진한다. 결국 면역력이 억제되어 암이 되는 것이다. 정리하여 말하면, 암이 되는 4대 원인은 다음과 같다.

① 과로
② 스트레스
③ 냉증(냉방, 차가운 음식)
④ 소염진통제 등의 과잉복용

또한 암이라는 사실을 알게 되었다면 다음 4가지는 반드시 실천해야 한다.

① 과거의 잘못된 생활패턴을 반성하다
② 암의 공포에서 탈출한다

③ 소모적인 치료는 받지 않는다. 받고 있다면 중단한다
④ 부교감신경을 우위로 하여 면역력을 높인다

그 때문에 몸을 따뜻하게 하거나 체조할 것을 권한다. 특히 식사는 중요한데, 현미 또는 백미에 잡곡을 섞거나 채소, 해초, 버섯을 중심으로 바꾼다. 현미에는 각종 비타민과 미네랄, 식이섬유 등이 풍부하게 들어 있다. 단백질은 대두나 생선을 통해 섭취하면 된다. 면역력을 높이는 장내세균은 식이섬유를 배양지로 삼아 증식하기 때문에 많이 섭취할수록 좋다.

면역의 70퍼센트를 관장하는 소화관은 부교감신경이 지배하고 있어 이 책에서 소개하는 부교감신경을 우위로 만드는 생활을 실천하자. 공포심에서 벗어나기 위해서는 암을 오로지 나쁘게만 생각하지 말아야 한다. 오히려 '지금까지 자신의 몸에 과혹한 생활을 해서 몸에 암이 생긴 데 대해 미안하다'고 사과하는 마음을 가져야 한다.

해마다 수십만 명이 암으로 죽는
현실에 무덤덤해지다

일본의 인구는 1억 3천만 명 정도 되는데, 매년 100만 명의 사람이 태어나고 100만 명의 사람이 죽는다. 역병이나 재해 등 특별한 일이 일어나지 않아도 매년 100만 명의 사람이 죽는 것이다. 조금 삐딱한 생각일지 모르지만 숫자상으로는 그 100만 명, 200만 명은 그다지 문제될 만한 숫자가 아니다.

언론매체가 매년 요란을 떨며 보도하는 신종 인플루엔자로 사망하는 숫자가 대략 200명이다. 이에 비해 교통사고로는 1만 명, 자살로 무려 3만 5천 명이 목숨을 잃는다. 한여름 무더위 때문에 열중증으로 200명이 죽는다고 요란을 떨면서도 오히려 3만 5천 명이 자살하는 현실에는 무덤덤해졌다. 게다가 암으로는 매년 35만 명이 목숨을 잃는다. 그런데도 우리는 암으로 죽는 35만 명이라는 숫자에 대해 신종 인플루엔자보다 결코 심각하게 생각하지 않는다. 분명 언론은 3만 5천 명의 자살자, 35만 명의 암환자의 죽음을 가볍게 다루는 경향이 있다.

암으로 목숨을 잃은 35만 명 중 20만 명은 항암제의 폐해라는 주장이 있다. 이미 세상을 떠난 유명 연예인은 암을 발견하고 3개월 만에 목숨을 잃었다. 누가 생각해도 3개월이라는 것은 너무 짧다. 그것은 결국 '좋은 병원'에 가서 대량의 항암제를 사용했기 때문이다. 머리카락이 빠지는 치료는 생명력을 앗아가기 때문에 매우 위험하다. 머리카락이 빠지지 않는 치료는 현대의학 수준으로는 불가능한 것일까?

암의 발병률은 빈틈없이 꼼꼼한 완벽주의자일수록 높아지는데, 본인이 가지고 있는 성격에 영향을 받는다. 결국 나는 '작은 것도 그냥 지나치지 않는 사람일수록 암에 걸릴 가능성이 높고, 사소한 것은 가볍게 웃어넘기는 사람일수록 건강하다'고 판단한다.

일본의 유명한 방송인인 미노 몬타 씨처럼 웃을 수 있는 사람은 병에 쉽게 걸리지 않지만, 미간에 주름을 잡고 '용서하지 않겠다'고 말하듯이 심각한 표정의 사람은 암에 걸릴 가능성이 높다. '용서하지 않겠다'는 것은 모두 자신의 분노와 근심으로 남기 때문이다. 분노하거나 대충 넘어가지 못하는 것은 교감신경이 긴장한 상태라 암이 자랄 환경을 만드는 것이다.

성격은 고칠 수 없지만, 이 같은 지식을 가지고 있으면 '나는 좀 위험하다'는 자각을 할 수 있다. 그러면 암에 걸릴 가능성이 높은 성격을 가진 5명 중에 1~2명은 '조금 쉬자'고 생각할 것이다.

밝고 긍정적인 말을 사용하라

암이라는 말을 들으면 절망감이 든다. 그래서 내가 아무리 '암은 무섭지 않다'고 말해도 암이라는 진단을 받은 사람은 두려움에 떨 수밖에 없다. 대뇌피질에 그런 이미지가 각인되어 있어서 아무리 부드럽게 말해도 소용이 없다.

여기서 수수께끼를 하나 풀어보자. 예를 들어 '책임의 무게에 짓눌린다'는 말이 있는데 어째서 실제로 '짓눌리고' 마는 것일까? 그것은 인간이 짓눌린다고 하는 말을 책임에 적용시켰기 때문에 '책임'에는 '짓눌린다'는 이미지가 따라다니고 결국 '짓눌리고' 만다.

이처럼 대뇌가 언어에 '무게'를 실으면 사람은 무게를 견딜 수 없다. 실제로는 '발암제'이지만 '항암제'라는 이름을 붙이면 몸에 이롭게 작용할 것 같은 이미지 때문에 모두들 착각한다. 언어는 우리의 착각이나 편견을 키우고 잘못된 방향으로 밀어붙인다. 그 언어의 의미는 우리가 내뱉은 언어의 울림으로 결정된다.

한 마디의 말이 갖는 울림으로 대뇌피질은 어떠한 이미지를 만들어낸다. 그 말에 맞춰 대뇌피질이 작용하기 때문에 '인생은 고달프다'는 말을 하면 고달픈 인생이 되고, '인생은 밝다'고 말하면 밝은 인생이 된다. 이렇듯 우리는 언어를 사용하여 이미지를 만들며 살아가고 있다. 언어의 이미지가 밝은지 어두운지 그것으로 우리의 정서상태도 결정된다.

어쩌면 지금 우리의 병을 만드는 것은 언어일지 모른다. 언어는 물질세계의 어떤 것을 추상화하여 표현한 것이기 때문에 그 울림을 우리가 어떤 감각으로 받아들이는가는 매우 중요하다. 밝은 마음이나 즐거운 마음이 드는가? 공포를 느끼는가? '책임감'처럼 '무게'가 실리면 우리는 그 무게를 감당해야 한다.

본래 환자를 격려하고 용기를 줘야 하는 출발점에서 암이라는 결과가 나왔다고 하더라도 두려움에 떨게 하는 말은 삼가는 것이 좋지 않을까.

120세를 목표로 한 나의 생활습관

일본인의 최장수 기록과 더불어 세계에서 가장 장수한 남성이라는 기록을 가지고 있는 사람은 1986년에 120세로 사망한 이즈미시게 치요(泉重千代) 씨다. 사망 전날까지 술과 담배를 즐기고 '어떤 타입의 여성이 좋은가?'라는 질문에 '연상'이라고 답할 정도로 특유의 유머감각도 가지고 있던 사람이다.

  나의 목표 수명도 120세인데, 그러기 위해서는 평소의 마음가짐이 중요하다. 120세까지 장수하기 위해 가장 이상적인 나의 일상을 정리해보면 다음과 같다.

  ① 매일 아침 5시경에 일어나면 (겨울에는 7시), 곧 걸레로

방을 닦는다. 나는 오른손잡이지만 평소에는 왼손으로 걸레질을 한다.

② 쓰레기를 버리는 날이면 쓰레기를 버리고, 잡초 뽑기로 몸을 좀 풀고 난 뒤에 산책에 나선다(주 3~4회). 1시간 정도 산책하고 나서(피곤할 때는 30분), 몸 상태가 좋을 때는 도중에 60미터 달리기를 하기도 한다.

③ 산책에서 돌아와 가볍게 라디오 체조나 8자 체조를 한다. 더불어 팔굽혀펴기 약 10회(노인은 무리할 필요 없다)를 한다.

④ 그런 뒤에 아침식사를 마치고 대학 연구실로 향한다. 논문을 집필할 때 몸이 경직되기 때문에 중간에 8자 체조를 한다.

⑤ 기본적으로 원시인 체조에 팔굽혀펴기를 더한 것을 2~3시간마다 10회씩 한다.

⑥ 바쁠 때는 현미 주먹밥으로 점심을 때우기도 하겠지만, 거르지 않고 잘 챙겨먹는다.

⑦ 일주일에 두 번 정도 타격연습장을 찾아가 좌우교대로 약 30분씩 공을 친다. 처음에는 잘 맞지 않던 왼쪽도 점차 공을 때릴 수 있게 된다.

⑧ 집에 돌아오면 느긋하게 욕조에 물을 받아 몸을 담근다(체온보다 4도 정도 따뜻한 물에 10분 정도 입욕한다).

⑨ 저녁식사를 한 뒤 밤 9시, 10시에 잠자리에 든다. 아무리 바빠도 가능한 한 밤 12시를 넘기지 않도록 주의한다.

매일 무엇을 먹으면 좋을까?

면역력을 높이는 식품은 다음과 같다.

- 통째 먹는 식품 : 현미, 대두, 작은 생선, 작은 새우, 깨, 호두 등
- 발효식품 : 된장, 나토, 김치, 치즈, 요구르트, 피클 등
- 식이섬유가 많은 식품 : 버섯, 해조류, 감자, 고구마, 토란, 뿌리채소 등
- 맛이 강한 식품 : 식초, 우메보시(매실절임), 미역, 차조기(들깨와 닮은 한해살이풀로 자줏빛에 향이 강함) 등

- 체온을 높여주는 식품 : 생강, 파, 후추, 고춧가루, 양고기, 새우 등

현미는 하루 세 끼가 아니라 하루 한두 끼를 먹어도 좋다. 현미에는 동물로부터 스스로를 지키기 위해 '피드산(phytic acid)'이라는 독소가 들어 있다. 피드산은 영양흡수를 방해하는 성분이기 때문에 현미만 먹으면 살이 빠질 수 있다. 또한 사람에 따라서는 현미만 먹으면 위의 상태가 나빠질 수 있기 때문에 백미와 섞어서 5:5나 3:7로 먹어도 좋다.

매일 원시인 체조를 3세트씩 10회 반복한다

적절한 운동도 결코 빠뜨려서는 안 되는데, 갑자기 조깅이나 수영을 하면 몸에 부담이 된다. 먼저 가볍게 걷기나 수영장에서 걷는 것부터 시작하는 것이 좋다. 다음에 소개하는 것은 그보다 더 간단히 할 수 있으며 면역력을 높이는

체조로 나는 '원시인 체조'라 부른다.

① 8자 체조 : 다리를 어깨너비로 벌리고 머리 위로 올린 두 손을 몸 전체를 사용하여 하늘을 향해 크게 8자를 그린다(몸이 따뜻해지고 효과적으로 근육을 움직이며 체지방을 줄이는 효과도 있다).

② 팔 털기 체조 : 다리를 어깨너비로 벌리고 팔을 앞뒤로 시계추처럼 흔든다. 뒤로 흔들 때에 힘을 주고 그 반동으로 앞으로 진자처럼 움직인다(어깨 관절을 움직여서 혈류가 좋아지고 어깨 결림을 해소하고 상반신을 단련할 수 있다).

③ 무릎 운동 : 리드미컬하게 무릎을 굽혔다 편다. 때때로 고관절을 벌린다. 이때 무릎을 앞으로 내밀지 말고 엉덩이에 무게중심을 두면 무릎에 무리가 가지 않는다.

④ 허벅지 운동 : 다리를 가능한 한 넓게 벌리고 발끝을 밖으로 향하고 천천히 무릎을 굽힌다(허벅지의 근육을 단련할 수 있다).

⑤ 흔들흔들 체조 : 다리를 어깨너비로 벌리고 양팔의

힘을 뺀다. 무릎을 사용하여 몸을 좌우로 흔들면서 좌우의 손으로 10회씩 엉덩이를 가볍게 쓰다듬는다.

꾸준히 하는 비결은 일상생활 속에서 무리하지 않는 것이다. 우선은 원시인 체조를 매일 2~3회씩 해보자. 1회 5분 정도 걸리므로 꾸준히 할 수 있다.

손톱 지압과 자세 교정

식사나 운동 이외에도 내가 매일 다짐하고 있는 것 중 하나가 손톱 지압이다(하루 1~2회). 손톱이 시작되는 부위를 엄지와 집게손가락으로 지긋이 눌러주면 된다. 각각의 손가락을 지압하면 다음과 같은 질병에 대한 효과가 있다.

- 엄지손가락 : 아토피성 피부염, 기침, 천식, 류머티즘, 안구건조증, 원형탈모, 암 등
- 집게손가락 : 궤양성 대장염, 크론병, 위·십이지장 궤

양, 위약(胃弱) 등

- 가운뎃손가락 : 이명, 난청 등
- 약지손가락 : 교감신경을 자극하기 때문에 기본적으로 지압하지 않는다.
- 새끼손가락 : 뇌경색, 치매, 파킨슨병, 건망증, 불면증, 고혈압, 당뇨병, 어깨 결림, 요통, 노안, 가슴 두근거림, 두통, 신장병, 간염, 손발 저림, 비만, 생리통, 자궁근종, 자궁내막증, 갱년기장애, 안면신경마비, 자율신경 실조증, 불안신경증, 우울증 등

손톱이 시작되는 부분을 다른 손의 엄지손가락과 집게손가락으로 누르고 한 곳을 10초씩(증상의 호전을 바랄 때는 20초) 약간의 통증이 느껴질 정도의 세기로 누른다.

또한 자세를 개선하는 것도 늘 신경 써야 한다. 자세 교정은 운동처럼 즉각적인 효능을 얻을 수 있는 것이 아니지만, 착실히 몸을 단련하면 면역력을 높인다. 턱을 당기고 골반의 천골을 앞으로 기울이는 자세를 취한다(자연스럽게 엉덩이를 뒤로 빼면서 올린다). 앞에서도 말했듯이 단전(배꼽 아래 9센티미터 지점)에 힘을 주면 좋은 자세가 된다.

앉아 있거나 걸을 때도 늘 이 자세를 취하면 복근이나 배근의 근육이 적당히 단련된다. 무엇보다 자세가 좋아 젊어 보인다.

이 책에서 밝힌 여러 가지 노하우들과 함께 유머감각을 가지고 언제든지 웃고, 화내지 않으며 다른 사람을 원망하거나 질투하지 않으면 면역력을 높일 수 있다. 이 같은 생활을 지속하면서 죽을 때까지 건강히 산다면 이즈미시게치요 씨의 120세 최장수 기록을 깰 수 있지 않을까.

감수의 글

현대인들의 운동부족과 만성 스트레스는 면역기능을 떨어뜨려 각종 질병의 원인으로 작용한다. 체온을 올려야 면역력을 높일 수 있고 몸속 자율신경계와 미토콘드리아가 중요한 역할을 한다는 이 책의 메시지는 귀 기울여 들을 만하다.

물론 이 책의 저자는 현대의학에서 이미 객관적 자료들로 충분히 검증된 의학적 지식에 대해 자신의 개인적 경험을 근거로 부정하거나 새로운 관점으로 바라보기도 한다. 따라서 이 책을 읽는 독자들은 자신이 알고 있는 상식과 배치되는 주장에 대해 다소 의아해할 수도 있을 것이다.

면역력과 관련된 저자의 주장에는 전반적으로 공감하지만 이 책의 1장에서 언급된 내용 중 오해의 소지가 있는 부분에 대해서는 감수자의 의견을 곁들여 독자들 스스로 판단할 수 있도록 배려했다.

특히 이 책의 저자는 혈압, 혈당, 콜레스테롤, 체중은 개인의 체질에 따라 큰 차이가 있다고 말하고 있지만 일반적으로 알려진 정상수준을 유지하는 것이 건강관리의 기본이다. 물론 약물보다는 생활습관과 식습관 개선을 통해 정상수준을 유지해야 한다는 점에 대해서는 이견의 여지가 없다.

자신의 건강을 지키고 더 활기찬 삶을 살기 위해서 필요한 것은 값비싼 약이나 특별한 진료가 전부는 아니다. 일상생활 속에서 스스로 자신의 몸이 어떤 상태이며, 혹은 무리하지 않았는지 알아차릴 수 있어야 한다. 무엇보다 질병과 싸워 스스로 이길 수 있는 면역력을 높인다면 '갑자기' 쓰러지거나 질병으로 고통스러워하는 일은 막을 수 있을 것이다.

지은이 아보 토오루(安保徹)

1947년 아오모리 현에서 태어났으며, 현재 니가타대학 대학원 종합연구과 교수로 재직 중이다. 1972년 도후쿠대학 의학부를 졸업, 1980년 미국 앨라배마대학 유학 중에 '인간 NK세포 항원 CD57에 대한 단일 클론항체'를 만드는 데 성공하여 'LEU-7'이라는 이름을 붙였다. 특히 1996년에는 '백혈구의 자율신경 지배구조'를 세계 최초로 밝혀내어 스트레스와 질병 발생의 연관성을 과학적으로 입증했다. 국제학회에서 발표한 논문의 수만도 200여 편에 이르며, 면역학 분야의 세계적 권위자다.

옮긴이 박재현

1971년 서울에서 태어났다. 상명대 일어일문학과를 졸업하고 일본으로 건너가 일본외국어전문학교 일한 통·번역학과를 졸업했다. 이후 일본도서 저작권 에이전트로 일했으며, 현재는 출판기획 및 전문 번역가로 활동 중이다. 《혈관이 살아야 내 몸이 산다》, 《니체의 말》, 《불안한 원숭이는 왜 물건을 사지 않는가》, 《미국인은 왜 뚱뚱한가》, 《하루에 한 번 마음 돌아보기》 외에도 소설 분야 《긴 집의 살인》, 《흰 집의 살인》, 《움직이는 집의 살인》, 《회오리바람식당의 밤》 등이 있다.

감수 **박용우**(리셋클리닉 원장)

서울대 의과대학을 졸업하고 서울대 보건대학원에서 보건학 석사를, 고려대 의과대학에서 의학박사를 취득했다. 1991년 '메덱스 건강증진센터'를 개설하여 국내 최초로 비만클리닉 진료를 시작했으며, 미국 컬럼비아의대 비만연구소 교환 교수를 역임했다. 현재 박용우리셋클리닉(www.resetclinic.co.kr) 대표원장 및 성균관의대 외래교수로 있으며 방송 및 책을 통해 활발한 강연과 저술 활동을 펼치고 있다. 저서 및 역서로《신인류 다이어트》《내 몸 다이어트 설명서》등이 있다. 개인블로그(blog.naver.com/pro_diet)와 페이스북, 트위터를 통해 만날 수도 있다.